MÉMOIRE ET OBSERVATIONS

SUR LE DIAGNOSTIC

DES LUXATIONS, DITES SPONTANÉES,

DU FÉMUR;

Par le Docteur Eugène Bermond,

Ex-chef interne de l'hôpital Saint-André de Bordeaux, ex-vice-président de la Société chirurgicale d'émulation de Montpellier, membre correspondant de la Société royale de médecine de Madrid, etc.

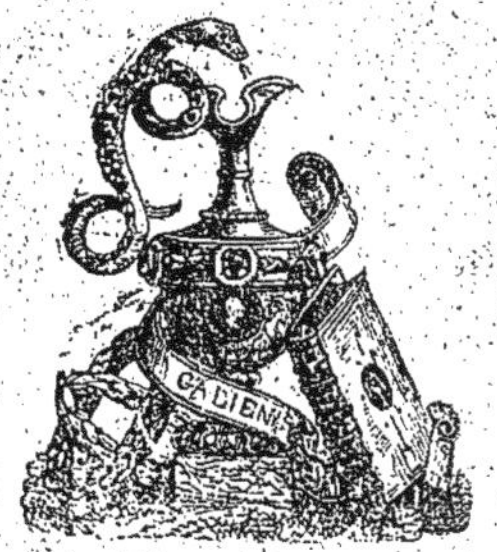

BORDEAUX,

IMPRIMERIE DE BALARAC JEUNE,

RUE DES TROIS-CONILS, 8.

—

1841.

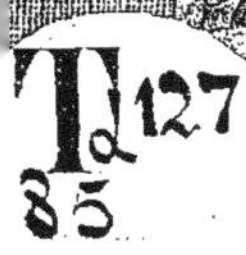

MÉMOIRE ET OBSERVATIONS

SUR LE DIAGNOSTIC DES LUXATIONS,

DITES SPONTANÉES, DU FÉMUR.

MÉMOIRE ET OBSERVATIONS

SUR LE DIAGNOSTIC

DES LUXATIONS,

DITES SPONTANÉES, DU FÉMUR.

Par M. Eugène BERMOND, D.-M.,

Chef interne à l'Hôtel-Dieu Saint-André de Bordeaux.

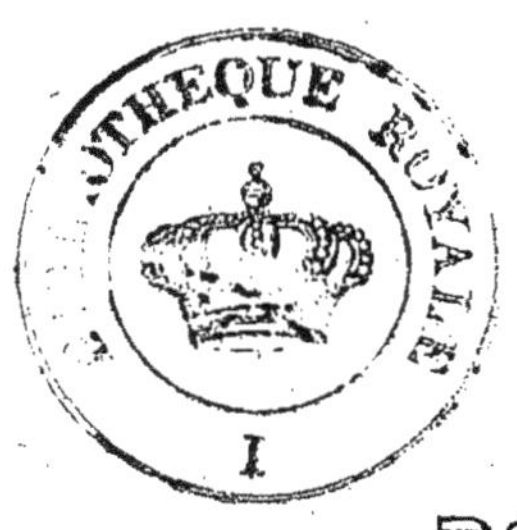

BORDEAUX,

IMPRIMERIE DE BALARAC JEUNE,

RUE DES TROIS-CONILS, 8.

—

1841.

SUR LE DIAGNOSTIC DES LUXATIONS,

DITES SPONTANÉES, DU FÉMUR.

Le temps est déjà loin de nous où les lésions organiques des élémens variés qui concourent à une articulation, ont cessé d'être englobées sous l'appellation commune de tumeur blanche. On ne prononce plus ce mot que pour le flétrir d'une juste réprobation, grâce au zèle avec lequel on s'est livré de toutes parts aux investigations anatomo-pathologiques. Une articulation malade et tuméfiée étant donnée, le premier soin des praticiens est de rechercher avec scrupule si c'est le tissu celluleux, vasculaire, nerveux, musculaire, fibreux, ligamenteux, synovial, cartilagineux ou osseux, qui a joué le principal ou unique rôle dans la manifestation des symptômes pathologiques. Les circonstances anamnestiques, les maladies antérieures ou concomitantes, la constitution du sujet, dont l'appréciation est si fertile à elle seule en hauts enseignemens, en même temps que les inductions physiologiques et la symptomatologie comparative, contribueront ensuite à jeter des lumières sur le genre de lésions qui a frappé ces tissus, et à compléter l'élucidation du grand problème du diagnostic.

Nous nous plaisons à déclarer que la nécessité d'un bon diagnostic a trouvé naguère un digne interprète dans un habile professeur de l'école de Paris. Les médecins surtout qui ont passé une assez longue partie de leur vie dans les amphithéâtres et dans les hôpitaux, ne pourront manquer de donner leur adhésion aux vérités éminemment pratiques exprimées dans le discours prononcé par M. Velpeau, au commencement du cours clinique de cette année (1). Baglivi et Louis avaient aussi proclamé, dans des phrases devenues sacramentelles et proverbiales, tout le profit que la théorie et les indications thérapeutiques pouvaient tirer de la science du diagnostic : *Alioquin inutilis opera, inutile omne consilium.* Mais s'il s'agissait de prouver par un exemple que cette science est la partie de l'art la plus difficile en même temps que la plus utile, on ne saurait mieux le choisir que dans les maladies de l'articulation coxo-fémorale, dont nous avons l'intention de nous occuper dans ce travail.

A part les nombreuses difficultés dont l'esprit est assailli dans la première période des affections organiques de la hanche, lorsqu'il s'agit de déterminer quel est le tissu ou l'élément articulaire qui ouvre la scène morbide, on n'est pas délivré à beaucoup près d'embarras, lors même que la seconde période ou l'exarticulation de la tête du fémur a eu

---

(1) Voyez la *Gazette des Hôpitaux*, numéro du 12 novembre 1840.

son tour. On peut d'abord supposer que cette exasticulation s'est opérée, pendant que la tête du fémur continue d'être logée dans la cavité cotyloïde. Nous verrons que l'agrandissement de celle-ci ou la diminution du volume de la tête articulaire donnent lieu assez souvent à de pareilles illusions. Dans les cas où ce motif puissant d'erreur n'existerait pas, on pourra en trouver un autre dans le témoignage même des sens et dans les méthodes exploratrices en apparence les plus sûres. A-t-on recours à la mensuration du membre? elle sera plus d'une fois négative ou fallacieuse dans ses résultats; dans un cas par suite de la déviation du bassin, dans un autre par les divers effets de la contraction musculaire, dans un troisième par l'atrophie des os. Voudra-t-on interroger les attitudes? elles seront également susceptibles d'amener de nombreux mécomptes, etc.

Il n'entre pas dans mes vues de fouiller à fond tout ce que peut présenter de mystérieux ou de décevant l'histoire des maladies de l'articulation coxofémorale. L'activité continuelle d'application que comporte ma part de service dans un grand hôpital ne fournit guère le temps de secouer la poussière des in-folios; j'ai voulu seulement coordonner et mettre à profit, dans un intérêt pratique, les faits qui se sont présentés à mon observation, soit à l'hôpital Saint-André dans les services de mes honorables confrères Moulinié et Chaumet, soit dans ma pratique civile.

Une première question assez importante est celle-ci : la maladie de l'articulation coxo-fémorale qui produira plus tard la *luxation spontanée du fémur* doit-elle être nécessairement de nature scrophuleuse pour que nous la rangions dans le cadre des coxarthrocaces ? Cette opinion était celle de Delpech, qui fut notre premier maître ; elle provenait d'une préoccupation trop exclusive pour les surfaces osseuses articulaires, qui, en effet, sont bien plus susceptibles de s'enflammer primitivement avec la constitution scrophuleuse qu'avec toute autre. Mais l'observation apprend d'une autre part que les parties molles articulaires et la membrane synoviale, enflammées, suppurées sous l'influence d'une phlogose rhumatismale, pourront donner lieu à de graves désordres, à la destruction des cartilages articulaires, à l'usure et à la dégradation des surfaces osseuses, et aboutir à la luxation spontanée ou aux déplacemens variés du membre, aussi bien que l'inflammation scrophuleuse des mêmes parties. Je dois déclarer que presque toujours, dans les coxarthrocaces dites rhumatismales (et ce sont celles que le hasard m'a fournies le plus fréquemment), les surfaces osseuses m'ont paru plutôt détruites mécaniquement par leur frottement mutuel que par leur propre inflammation ; celle-ci s'observe au contraire combinée ou non avec le tubercule dans les coxarthrocaces scrophuleuses. En définitive, nous ne croyons pas devoir séparer deux genres d'inflammation qui, bien que distincts pour leur nature et pour leur point ordinaire de départ, sont susceptibles l'une et l'autre d'un résultat commun, la luxation spontanée.

Ainsi, il ne suffit pas de savoir déterminer dans une articulation malade quels sont les tissus isolément ou principalement affectés, mais il est encore besoin de bien spécifier le genre et la nature de la cause morbide, pour ne pas tomber dans un pêle-mêle déplorable. De cette manière, on distinguera trois catégories bien dessinées : l'inflammation franche, l'inflammation d'origine rhumatismale, et l'inflammation d'origine strumeuse, toutes les trois capables de sévir sur chacune des parties constituantes de l'articulation, mais les deux dernières ayant une prédilection pour tel ou tel tissu, sans qu'aucun des autres puisse cependant échapper tôt ou tard à son influence directe ou *indirecte*, toutes trois enfin exigeant une thérapeutique spéciale.

On voit déjà que nous sommes loin de partager l'opinion de J. Nep. Rust, qui place à peu près exclusivement le siége primitif de la coxarthrocace, comme de l'arthrocace en général, dans les éminences articulaires, en prétendant que ce n'est que consécutivement que les cavités où elles sont reçues, ainsi que les cartilages et les ligamens, sont affectés. Nous donnons au mot coxarthrocace une bien plus large acception ; nous y comprenons toute altération grave des surfaces articulaires, quel que soit son point de départ prochain ou éloigné, quelle que soit sa nature, qu'elle soit suivie ou non de changement dans les rapports de contiguïté, dans la longueur des membres et dans les attitudes. Au milieu des désordres communs que ces altérations variées feront naître , il n'appartiendra qu'à une rigoureuse analyse de démêler à la fois et le genre de lésion avec lequel on a affaire , et l'espèce de tissu qui a donné le signal à l'explosion des phénomènes morbides.

Les observations qu'on va lire ne résultent pas d'un choix inspiré par une idée systématique préconçue. Un motif puissant m'a engagé à n'en éliminer aucune , et ce motif a été puisé dans les erreurs de diagnostic que chacune d'elles avait fournies aux divers praticiens chargés des premiers soins. Les uns avaient méconnu la luxation spontanée lorsqu'elle existait réellement ; d'autres l'avaient formellement annoncée , tandis que la tête du fémur résidait dans la cavité cotyloïde ; ceux-ci croyaient à des désordres organiques de l'articulation alors qu'une ankylose avait amené la guérison ; ceux-là imputaient aux surfaces articulaires des lésions qui leur étaient complètement étrangères , ou les en supposaient exemptes précisément à l'époque la plus avancée de leur dégradation. Le hasard a voulu que presque dans tous les cas aucun rôle n'ait été donné à l'influence de la diathèse scrophuleuse. Nous eussions trouvé là quelques élémens favorables pour une thérapeutique fructueuse , si les malades n'avaient pas été toujours dirigés beaucoup trop tard à l'Hôtel-Dieu. Que faire contre des désordres extrêmes, contre des désorganisations accomplies , chez des individus du reste profondément débilités ? Qui ne sait que l'art médical n'a des succès possibles que dans la première période des coxarthroeaces, et que ces succès s'achètent encore par le soin minutieux de remplir des indications fort importantes et trop souvent négligées? Je réserve pour un second travail le soin de colliger les beaux exemples de guérison obtenus à l'Hôtel-Dieu Saint-André, dans des cas où il y avait encore quelque chose à sauver, me bornant pour le moment à tirer parti des méprises devenues fatales à ceux qui n'arrivaient à l'hospice que dans un état complet d'incurabilité. Les recherches d'anatomie pathologique auxquelles je me suis livré, me paraissent avoir servi puissamment à la démonstration de la difficulté du diagnostic dans les maladies de l'articulation coxo-fémorale. J'ai conservé les pièces dans mon cabinet. M. Azam, élève distingué en médecine, s'occupe en ce moment de les reproduire par des dessins lithographiés.

OBSERVATION PREMIÈRE. — *Coxarthrocace avec luxation consécutive réelle de la tête du fémur en haut et en dehors. — Altération du système médullaire de tout le fémur.*

Pierre Cassat, âgé de dix-sept ans, boulanger, d'un tempérament assez robuste, quoique d'apparence lymphatique, éprouva, dans le mois de juillet 1838, de violentes douleurs qui se prolongeaient depuis l'articulation coxo-fémorale droite jusqu'au

genou correspondant. Il attribua ces douleurs d'abord
à sa profession, qui le forçait à rester la plupart du
temps debout et à travailler toujours dans cette position, ensuite à *quelques sueurs rentrées*. Ses souffrances l'obligèrent au bout d'un mois de se faire admettre à l'hôpital de Libourne, où il demeura deux
mois. Le traitement qu'on lui fit subir consista en
des cataplasmes sinapisés sur l'articulation ilio-
fémorale, en des cataplasmes émolliens sur le genou et sur la cuisse, et puis en deux vésicatoires
volans appliqués sur les parties latérales du genou.
Plus tard encore dix sangsues furent posées sur la
région tibio-fémorale et quatre sur l'articulation
fémoro-coxale. A l'époque de son admission à l'hôpital désigné, le malade avait perdu une partie de
ses forces et se trouvait obligé de s'appuyer sur une
canne. Trois semaines après il ne put marcher sans
béquilles.

Cassat se fit transporter à l'Hôtel-Dieu de Bordeaux
le 11 février 1839. Nous constatâmes le même jour
un excès de longueur du membre inférieur droit. Le
malade, très-souffrant, incapable de marcher, était
sans fièvre et n'en avait jamais éprouvé. Son appétit
était nul, son embonpoint assez satisfaisant, son
facies pâle; mais les signes du tempérament lymphatique étaient peu prononcés.

On ne pouvait se méprendre sur une lésion grave
de l'articulation coxo-fémorale : aussi les médications topiques furent-elles dirigées presque exclusivement sur elle. Les sangsues, les cataplasmes, les

vésicatoires eurent successivement leur tour sans amener beaucoup de soulagement, pendant que l'hydrochlorate de baryte était administré à l'intérieur. C'était au genou que se faisaient ressentir cruellement les douleurs, mais nous nous étions assurés qu'elles partaient de la portion fémorale de l'article. En un mot, les deux extrémités articulaires du fémur étaient incomparablement plus douloureuses que le milieu de l'os, où le malade n'éprouvait que des élancemens passagers.

En dépit des méthodes thérapeutiques déployées avec vigueur, nous pûmes assister dans le mois de mars aux progrès incessans de la luxation de la tête du fémur. Ce fut au milieu de souffrances atroces, rebelles à tous les topiques calmans, que le malade sentit l'éminence articulaire sortir graduellement de la cavité cotyloïde pour remonter ensuite dans la fosse iliaque. Dès ce moment aussi la brièveté du membre et sa rotation en dedans se prononcèrent de plus en plus.

Pendant les sept mois suivans nous n'eûmes à noter, en fait de nouvelles particularités, que la formation d'un foyer purulent à la partie supérieure et interne de la cuisse, au mois de juillet. La matière qui s'en échappa après, à l'aide de la ponction, était purulente et d'assez bon aspect; l'ouverture resta fistuleuse.

Le malade n'avait cessé d'être retenu au lit depuis son entrée à l'hôpital. Par suite de la luxation opérée de la part du fémur, le membre inférieur était devenu plus court que l'autre de cinq travers de doigt et fortement dirigé en dedans. Une assez longue trève de souffrances avait également signalé le transport de la tête de l'os dans la fosse iliaque où on la sentait parfaitement, ainsi que le grand trochanter, transversalement placée à deux pouces au-dessous du bord supérieur de l'ilium. La saillie des deux éminences séparées par le col se dessinait parfaitement à la vue à travers la peau, en raison de l'absence de tout engorgement des parties molles. Le pli de la fesse droite était très-enfoncé et très-relevé ; celui de la fesse opposée inappréciable. Les forces s'épuisèrent insensiblement et amenèrent un marasme de plus en plus marqué. Vers le commencement d'octobre 1840, des escharres se manifestèrent au sacrum ; les douleurs des deux extrémités articulaires du fémur se réveillèrent avec plus de fréquence et d'énergie ; la diaphyse de l'os continua à être le siége d'élancemens intermittens ; la suppuration du foyer devint plus abondante ; une fièvre hectique s'alluma sans déterminer beaucoup de chaleur à la peau ; l'estomac devint inhabile aux digestions (nausées et gaz nidoreux après le repas); l'appétit devint complètement nul ; les deux membres inférieurs s'infiltrèrent ; la diarrhée survint et ne put céder aux potions appropriées. Sous l'influence de toutes ces causes d'épuisement, le malade s'éteignit par consomption, le 27 octobre 1840.

Le lendemain, nous pratiquâmes la nécropsie, assisté de M. Hirigoyen, interne.

L'habitude extérieure du cadavre était celle qu'amène le marasme porté au plus haut degré, en exceptant toutefois les deux membres inférieurs, considérablement infiltrés. L'infiltration du membre inférieur droit, dont les différences de longueur et de direction ont été déjà mentionnées, ne s'était pas étendue jusqu'à la fesse ; aussi voyait-on, en couchant le cadavre sur le dos, les deux éminences du fémur formant un double renflement dans cette région avec la dépression du col intermédiaire. La tête du fémur dirigée en arrière correspondait exactement au centre de la fosse iliaque externe. En la découvrant par l'incision cruciale des tégumens et du muscle grand-fessier considérablement aminci, elle s'est présentée rugueuse et ramollie à sa surface, aplatie dans sa moitié profonde, qui s'était creusé sur l'os iliaque un enfoncement superficiel propre à la retenir exactement. Cette portion de l'os iliaque, baignée de pus, était également ramollie, dépourvue de périoste, de même que toute l'étendue de la tête du fémur était dépouillée de son cartilage. La diaphyse de l'os déplacé croisait perpendiculairement la cavité cotyloïde profonde, rugueuse, très-agrandie, surtout dans le sens postérieur, où elle formait un plan oblique très-alongé. La sortie de la tête du fémur par ce dernier point semblait incomparablement plus facile que par la parte supérieure, où le sourcil cotyloïdien prenait une avance considérable. Il paraît évident qu'elle a dû suivre d'abord ce chemin en arrière pour remonter ultérieurement au milieu de la fosse iliaque. Le pus dont la cavité cotyloïde est souillée fait partie d'un foyer qui va communiquer, en dedans du fémur, avec la fistule ouverte à la partie supérieure et interne de la cuisse. Pendant les mouvemens imprimés au fémur, une fracture se fait entendre vers le tiers inférieur de la diaphyse ; le périoste transparent et incolore est à peine incisé sur ce point qu'il donne issue à un liquide rosé. Les fragmens de l'os nous font voir la substance compacte tellement mince, qu'on peut la comparer à la coque calcaire d'un œuf de poule; elle emprisonne un liquide rougeâtre plutôt qu'une substance médullaire. Cette disposition se retrouve dans toute la longueur de la diaphyse dont le calibre a diminué. Les condyles examinés à leur tour ne sont formés que par une bouillie couleur lie-de-vin contenue dans les cartilages d'incrustation, et dans le périoste plutôt que dans une véritable prison calcaire. Les lamelles osseuses sont pour ainsi dire fondues. Du reste, l'articulation fémoro-tibiale était dans un état normal ; l'extrémité supérieure du tibia offrait la résistance ordinaire, tandis que le scalpel coupait des tranches au sein des condyles comme s'ils eussent été un frêle cartilage.

Poitrine. — Cœur et péricarde à l'état normal. Poumons blancs, et crépitans partout. Quelques tubercules et quelques petites cavernes se sont offerts sous la plèvre viscérale qu'elles soulevaient, sans communication avec le tissu pulmonaire.

Abdomen. — Foie et rate à l'état normal et très-consistans. Intestin grêle parsemé de distance en dis-

tance par des plaques d'ulcération ovoïdes et à saillies
mamelonnées.

RÉFLEXIONS.

Laissant de côté pour le moment les considérations
relatives aux altérations des surfaces articulaires, nous
nous demanderons à quel ordre de lésions du tissu osseux il faut attribuer l'état pathologique mentionné du
fémur droit. Pour être convaincu qu'ici l'inflammation n'a joué aucun rôle, il suffit de se rappeler le périoste aminci et anémique, au lieu d'être épaissi et in-
jecté, la substance compacte réduite à une croûte calcaire très-blanche, éminemment fragile, et ne laissant
point écouler du sang par la section. Voudra-t-on reconnaître plutôt une profonde altération de la nutrition, comparable à certains égards, à ce qu'on observe
dans l'ostéomalaxie, dans le rachitis, et autres ramol-
lissemens non inflammatoires se présentant sous diverses formes ? Toutefois, cette lésion de la nutrition ne
pouvait dépendre ici d'une cause générale, puisque le
fémur droit était le seul os affecté. Nous serions presque tentés d'admettre une atrophie. On sait en effet
que sous ce nom on décrit une altération des os, carac-
térisée par l'agrandissement des cellules de la substance
spongieuse et l'amincissement de leurs parois, par la
diminution d'épaisseur de la substance compacte et le
resserrement de ses parois. La moelle devient plus
claire, moins abondante, et s'atrophie, ainsi que sa
membrane. C'est dans cet état que l'on rencontre les
os des moignons chez les amputés qui ont survécu

2

quelque temps à leur mutilation. Telle est encore l'atrophie des os chez les vieillards (*atrophie sénile*), chez les sujets dont la nutrition générale a langui, dont un membre a été condamné long-temps à un repos, surtout si ce repos était commandé par une lésion organique d'une articulation voisine de l'os atrophié. Enfin, pour dernier argument, je ne saurais mieux faire que de citer l'observation rapportée par le docteur Knox : « Chez un homme dont les deux articulations coxo-fémorales se trouvaient atteintes de *carie*, les têtes des deux fémurs étaient détruites, le corps de ces deux os n'avait que la moitié du calibre de ceux d'un sujet sain du même âge, la substance compacte était extrêmement mince, et la spongieuse avait entièrement disparu.

Une autre question se présente : elle est relative à la signification des douleurs qui se sont manifestées à divers intervalles dans la longueur de la diaphyse, plus fréquentes et plus vives aux deux extrémités articulaires, et à l'inférieure surtout. Annonçaient-elles une lésion de l'organe médullaire qui aurait précédé, provoqué ou favorisé l'atrophie ? L'état actuel de la science nous oblige sur ce point à une grande circonspection dans les opinions.

Le ramollissement et l'usure de la tête du fémur ne pouvaient manquer de trouver des conditions favorables dans le ramollissement de la substance compacte.

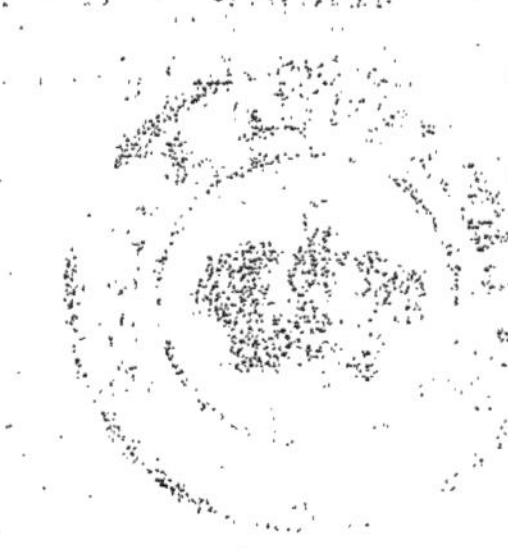

Observation deuxième. — *Coxarthrocace consécutive à une véritable luxation traumatique du fémur en haut et en dehors.*

Laurent François, âgé de trente-cinq ans, de Saint-Sulpice (Corrèze), scieur de long, fut reçu à l'Hôtel-Dieu Saint-André de Bordeaux le 27 juin 1840, pour des douleurs qu'il disait éprouver dans la région trochantérienne droite, depuis une chute qui datait de quatre mois. Bien que la marche fût très-difficile, les médecins qu'il consulta semblèrent ne pas attacher une grande importance à son mal. Quelques-uns crurent à une fracture du col du fémur. Cependant il existait, dès le début, tous les signes de la luxation en haut et en dehors : raccourcissement du membre, rotation en dedans, etc., etc. Le malade resta alité, ne pouvant imprimer des mouvemens à la cuisse droite sans éprouver de violentes douleurs dans la hanche, où existait une tuméfaction prononcée des parties molles, indépendante de celle due à l'ascension de l'extrémité supérieure du fémur. En proie à des souffrances continuelles, il fut pris de dysenterie, avec symptômes adynamiques et escharre au sacrum. Il expira le 8 octobre 1840.

La nécropsie a démontré un foyer purulent dans la fosse iliaque externe droite ; la tête du fémur qui s'y était logée baignait dans des tissus ramollis et infiltrés de pus très-fétide. Rugueuse et dépouillée de son cartilage, elle s'était creusée, sur l'os iliaque, une dépression demi-lunaire, sur laquelle elle reposait encore dans un quart de sa circonférence. Cette dépression, rugueuse aussi, était tracée sur une plaque osseuse assez épaisse, de nouvelle formation, fournie par le périoste. *La cavité cotyloïde présentait son aspect ordinaire*; elle était tapissée d'un cartilage lisse et poli.

RÉFLEXIONS.

Le malade m'avait affirmé que, dès le premier jour de sa chute sur le grand trochanter, il y avait eu raccourcissement du membre et rotation en dedans. J'élevai des doutes contre cette assertion, par la raison qu'il s'était livré à la marche quelque temps, quoique avec des douleurs inouïes. Il semblait plus naturel d'admettre que la contusion de l'articulation, à laquelle J.-L. Petit fait jouer un si grand rôle, avait amené progressivement soit le gonflement du paquet graisseux contenu dans l'enfoncement raboteux de la cavité cotyloïde, soit la tuméfaction des cartilages, soit l'usure même du cotyle, et par suite l'exarticulation. L'intégrité complète de la cavité de réception, telle que l'autopsie l'a révélée, démontre qu'il s'agissait bien réellement d'une luxation primitive, dont le traitement, complètement négligé, a amené les lésions devenues mortelles de la tête du fémur et de la fosse iliaque.

Observation troisième. — *Coxarthrocace rhumatismale ; luxation consécutive incomplète, annoncée pendant la vie par le seul excès de largeur de la hanche affectée.*

Pardiac (Jean), âgé de quarante ans, fut reçu à l'hôpital Saint-André le 8 juin 1839 , et envoyé au service médical comme affecté de rhumatisme articulaire. Pendant qu'il était en traitement, une inflammation se manifesta dans l'articulation coxo-fémorale , et acquit une telle violence, que le médecin de la salle jugea à propos de faire transférer le patient dans le service chirurgical. Il nous raconta que les douleurs successives qu'il avait éprouvées dans diverses articulations s'étaient concentrées tout-à-coup dans l'articulation de la cuisse gauche ; les traitemens généraux et locaux les mieux dirigés avaient échoué. La constitution était encore forte et très-robuste. Des ventouses scarifiées furent appliquées, et produisirent du soulagement. Une circonstance importante ne tarda pas à frapper uos yeux , et à nous faire présumer un désordre organique grave dans les surfaces articulaires. En faisant tourner le malade sur le côté droit, nous vîmes la hanche gauche évidemment plus large que l'autre. Ce seul signe nous parut concluant, malgré l'égalité de niveau du pli des deux fesses , et malgré l'identité de longueur des deux membres inférieurs qui avaient conservé leur position naturelle. Il y avait encore à noter , pour le membre inférieur , une immobilité constante, justifiée par les violentes douleurs que le malade accusait sans cesse dans l'article. Un large vésicatoire fut posé sur la partie supérieure et externe de la cuisse affectée. L'extrême douleur et l'érysipèle intense qu'il détermina furent jugés comme devant amener une puissante dérivation; mais cet érisypèle fut bientôt suivi d'une inflammation phlegmoneuse du tissu cellulaire sous-jacent ; tuméfaction et douleurs excessives des deux tiers supérieurs de la cuisse gauche. Un abcès profond pouvait être soupçonné, mais la fluctuation était excessivement douteuse. Quinze jours s'étaient déjà écoulés depuis l'invasion de cette violente phlegmasie, lorsque M. le professeur Lallemand , visitant l'hôpital à son passage à Bordeaux (27 août 1839), fut invité par M. Chaumet à examiner le malade, et conseilla d'inciser profondément jusqu'à l'os. Se conformant à cet avis, M. Chaumet plonge un bistouri dans la partie supérieure et externe de la cuisse, et fait jaillir une quantité très-considérable de pus phlegmoneux. Un soulagement immense en résulta presque immédiatement ; mais plus tard , des décollemens se manifestèrent , et nécessitèrent des contre-ouvertures. Les fonctions digestives se troublèrent, les deux membres inférieurs s'infiltrèrent , principalement celui qui n'était pas affecté, et le malade s'éteignit le quarantième jour qui suivit la ponction, le 8 octobre 1839.

Le malade , malgré les vives douleurs qui avaient épuisé son système nerveux , avait conservé jusqu'à son dernier moment son embonpoint et son intelligence.

Nécropsie le 9 octobre. — Même longueur des deux membres; identité de niveau des trochanters et des plis des fesses; hanche gauche plus large. En se guidant sur l'ouverture pratiquée primitivement à la cuisse, l'instrument tranchant traverse une couche cellulaire, réduite, par l'inflammation, à une consistance comme lardacée; les muscles sont enfouis sous cette couche, et en les enlevant par tranches successives, on arrive à l'articulation coxo-fémorale. Celle-ci apparaît avec une crevasse à circonférence vert-noirâtre, située à la partie supérieure et interne. La coloration des bords de cette ouverture fait contraste avec les parties blanches et durcies circonvoisines. La tête du fémur est à moitié sortie du cotyle; tous les ligamens sont détruits, et n'ont laissé aucun vestige. Il est probable que le pus dont la cuisse a été inondée doit son origine à la rupture mentionnée de la capsule articulaire, si celleci n'a pas été elle-même provoquée par l'invasion de l'érisypèle phlegmoneux.

Les viscères pectoraux étaient exempts de toute altération. Il en était de même de tous les organes abdominaux, sans exception, car nous n'avons pas tenu compte de quelques plaques de pointillé rouge existant sur la muqueuse gastrique et intestinale.

Il paraît évident que le malade n'a succombé qu'aux actes pathologiques de l'articulation coxo-fémorale et de la cuisse, puisque nous n'avons trouvé aucune complication des lésions viscérales. L'embonpoint n'avait pas diminué ; le système nerveux et la vie avaient été épuisés par la douleur.

Observation quatrième. — *Coxarthrocace manifestée dans le principe sous les apparences d'un abcès froid de la cuisse gauche ; absence de déviation et de différence de longueur du membre, malgré les graves modifications des surfaces articulaires.*

Léonard Hitey, de Saint-Vincent (Gironde), tisserand, âgé de trente-huit ans, avait été admis à l'hôpital Saint-André le 14 mai 1839, à l'occasion d'un gonflement considérable et fluctuant qui avait doublé le volume de la cuisse gauche dans toute son étendue. La pâleur de la peau ; le tempérament lymphatique de l'individu annonçaient qu'il s'agissait apparemment d'un vaste abcès froid. En conséquence, une application de potasse caustique fut faite le 15 mai sur la face externe de la cuisse, et provoqua au bout de vingt-quatre heures la sortie d'un pus abondant et semblable à celui des abcès froids. L'écoulement se perpétua ; une grande boutonnière ovalaire avait été produite par la chute des escharres, et le décollement des tégumens menaçait de contourner en arrière les muscles de la cuisse. On parvint à y remédier à l'aide de bandelettes agglutinatives, qui rapprochaient les deux lèvres de la plaie, à l'exception de son point le plus déclive ; mais pendant ce temps, c'est-à-dire un mois après l'entrée du malade, une tumeur fluctuante se dessina à la partie supérieure et interne du membre. Le pus fut évacué par une incision faite avec le ménagement que commandait la région. Les forces du malade ne tardèrent pas à décliner, la diarrhée survint, et le malade s'éteignit dans le marasme le 30 juin 1839.

A la nécropsie, la dissection des parties molles nous fit trouver l'articulation coxo-fémorale gauche coiffée par une épaisse couche de tissu lardacé, laissant, au niveau de l'échancrure antérieure du sourcil cotyloïdien, un espace quadrilatère béant à travers lequel s'apercevait la tête du fémur. Le vaste foyer de la cuisse communiquait avec cette ouverture de l'articulation, où nous ne trouvâmes aucun vestige de capsule fibreuse. Le ligament rond avait également disparu. La tête du fémur, presque réduite à son hémisphère inférieur, était rugueuse, de même que la cavité cotyloïde dont le diamètre était agrandi. Ces rugosités semblaient provenir exclusivement du frottement des deux surfaces articulaires, d'inégale dimension, et dépouillées toutes les deux de cartilages de revêtement. La tête du fémur ne remplissait que la moitié de l'acetabulum. Les parois de la diaphyse avaient leur épaisseur ordinaire.

RÉFLEXIONS.

Il eût été fort difficile de penser, dès les premiers jours de l'arrivée du malade, qu'il s'agissait d'une lésion organique de l'articulation coxo-fémorale. L'énorme foyer qui avait envahi la cuisse toute entière pouvait avoir une origine tout-à-fait indépendante, comme il arrive très-fréquemment chez les individus d'un tempérament lymphatique ou affaiblis par les privations. D'ailleurs rien n'accusait une lésion de l'articulation coxo-fémorale; le malade n'y témoignait aucune douleur ; nulle déformation appréciable ne s'y faisait apercevoir ; la régularité des dimensions s'y était maintenue, et la difficulté dans la station et la progression pouvait se rapporter uniquement à l'épanchement de pus qui avait inondé une fraction de membre aussi étendue que la cuisse. Dans tous les cas, le doute au moins était permis. L'observation ultérieure n'a pas fourni de plus grandes lumières, à cause du decubitus constant du malade sur le dos, et en raison surtout de l'absence des signes ordinaires du déplacement consécutif de l'articulation coxo-fémorale. La tuméfaction très-exagérée de la cuisse dérobait à la vue comme au toucher les reliefs naturels des parties articulaires, déjà si profondément enfouies au centre de muscles volumineux ; puis enfin le membre n'avait subi aucune des déviations qu'entraîne ordinairement l'inégalité de dimension entre la tête du fémur et son réceptacle. L'éminence articulaire, lors de l'inspection nécroscopique, fut aperçue à travers la crevasse déjà indiquée, dans sa position et dans sa direction ordinaires, comme si la couche excessivement épaisse des tissus lardacés et fibreux qui environnaient toute l'articulation l'avait tenue bridée et forcée à l'immobilité, malgré l'ampleur de l'espace qui lui avait été dévolue. Ces nombreuses difficultés de diagnostic, n'auraient pas empêché probablement d'arriver à la découverte de la vérité, si des renseignemens exacts étaient venus à notre secours. Mais comment les obtenir d'un malade ignorant ?

Les nombreuses productions osseuses périostales, rencontrées tant au pourtour de l'acetabulum qu'au dessous du col du fémur attestent la longue durée du travail morbide. En arrière du sourcil cotyloïdien et du grand trochanter , il en existait encore dont les fractures parfaitement homologues indiquaient qu'un moyen d'union solide liait les deux surfaces contiguës, union qui a été détruite dans les recherches nécroscopiques. Cette union a dû contribuer bien plus encore que la couche couenneuse des parties molles à maintenir l'immobilité si remarquable du fémur.

OBSERVATION CINQUIÈME. — *Coxarthrocace avec luxation spontanée en apparence très-prononcée du fémur (adduction forcée). — Conservation de la tête du fémur dans le cotyle.*

Herva, Jean , de Saint-André (Charente-Inférieure), ancien militaire , âgé de quarante ans , depuis long-temps malade , était dirigé sur les eaux de Barèges, lorsqu'exténué par les souffrances il se trouva forcé de faire halte à l'hôpital de Bordeaux , le 7 juin 1839. Au premier coup-d'œil on ne saurait se méprendre sur l'extrême gravité des désordres qui existent dans l'articulation coxo-fémorale gauche. La luxation de la cuisse est portée à un si haut degré que celle-ci est tenue invariablement dans une adduction forcée, en croisant presque transversalement le milieu de la cuisse opposée qui lui sert d'appui. L'état général était même si déplorable, que le malade ne tarda pas à succomber, c'est-à-dire seize jours après son entrée à l'hôpital.

Nécropsie, le 24 juin. — Le scalpel, conduit à travers l'énorme saillie de la hanche, fait découvrir la tête du fémur contenue toute entière dans le cotyle. Cette éminence, réduite à un moignon dont la forme conique à base oblique rappelle très-bien celle du gland du pénis, est rugueuse dans toute sa surface, usée, mais non ramollie, car elle ne se laisse pas pénétrer par l'instrument tranchant; elle occupe la moitié inférieure et interne du cotyle, et le bord interne de son col chirurgical, usé aussi par le frottement, est retenu fixé dans l'échancrure interne assez grande pour l'emboîter exactement. Le grand trochanter est dirigé complètement en avant ; le corps du fémur est dirigé presque transversalement au devant du trou sous-pubien. Quant au cotyle, sa cavité est très-agrandie, surtout dans le sens postérieur, où elle forme un plan oblique assez superficiel ; elle est parsemée de rugosités dans toute son étendue, et ne contient la tête du fémur que dans la moitié inférieure et interne où elle est profonde. Le sourcil cotyloïdien, depuis le tubercule antérieur et inférieur de l'ilium jusque près de l'épine sciatique, est hérissé de dentelures osseuses, qui se continuent au-delà dans une largeur uniforme de plus d'un travers de doigt, avec une foule de petites végétations osseuses périostales de l'os des îles. Les ligamens de l'articulation sont détruits ; les surfaces articulaires baignent dans la suppuration, ainsi que les parties molles périphériques.

OBSERVATION SIXIÈME. — *Coxarthrocace du côté droit,
coïncidant avec une nécrose de toute la longueur du
fémur correspondant ; luxation consécutive* apparente
(*abduction et rotation en dehors*); *ankylose de la
tête du fémur, conservée dans le cotyle.*

Dubourg , vacher des Landes, âgé de dix-sept ans,
d'une constitution apauvrie, comme l'indique l'amaigrissement du corps, la pâleur de la face , où se pei-
gnent de longues souffrances, est admis à l'Hôtel-Dieu
Saint-André de Bordeaux le 20 juillet 1839. Habitué
à dormir sur la paille , dans des endroits humides,
il avait ressenti, cinq mois auparavant, une vive douleur à l'articulation coxo-fémorale droite, qui l'obli-
gea de rester sur sa misérable couche, en proie à une
fièvre qui dura quatre jours. Tout le membre inférieur
droit se tuméfia. Au bout de quatre mois, deux abcès
se manifestèrent près de l'articulation supérieure du
fémur, et deux autres au voisinage du condyle externe de cet os. Ces abcès s'ouvrirent spontanément et se
perpétuèrent sous la forme de fistules. Tels sont les
renseignemens vagues que le malade , d'un naturel
apathique, nous fournit dans le langage presque inin-
telligible de sa contrée.

La position que le malade garde habituellement
dans son lit est vraiment remarquable. Il tient la cuisse droite inamoviblement portée dans une abduction
telle, qu'elle se sépare presqu'à l'angle droit du bassin;
et qu'une ligne horizontale tirée du genou droit abou-
tit à la réunion du tiers inférieur de la cuisse gauche

avec ses deux tiers supérieurs. La jambe est également ment fléchie à angle droit sur la cuisse, et le talon correspond au milieu de la jambe opposée. Tout le membre inférieur, ainsi configuré en équerre, est porté dans une forte rotation en dehors, d'où il résulte que la face plantaire du pied regarde en dedans et en avant. Les deux épines iliaques antérieures et supérieures sont à la même hauteur. En tournant le malade avec les précautions convenables sur le côté gauche, on voit la fesse droite, en outre de l'élévation de son pli, ne former avec la face postérieure de la cuisse, jusqu'au jarret, qu'un même plan uni et uniforme en largeur. Les mouvemens de flexion, d'adduction et d'abduction de la cuisse se font péniblement et dans d'étroites bornes. Tout mouvement d'extension est impossible. L'articulation fémoro-tibiale ne jouit aussi que de mouvemens très-bornés.

Le diagnostic primitivement porté avait été : luxation de l'articulation coxo-fémorale, par suite de lésion organique ; mais il ne tarda pas à devenir évident, d'après l'empâtement des chairs et l'abondante suppuration des fistules de la cuisse, que tout le corps du fémur devait être malade. Trois verres de pus étaient fournis à chaque pansement. Ces pertes habituelles chez un individu d'une constitution aussi délabrée faisaient naturellement présager une issue funeste. Bientôt la diarrhée et la fièvre hectique s'ajoutèrent à ces motifs de ruine, en dépit des traitemens les mieux appropriés. Le malade s'éteignit dans le marasme le 2 septembre 1839.

Nécropsie le 3 septembre, à dix heures du soir. — Le scalpel, en s'enfonçant dans toute la longueur de la cuisse droite, traverse des couches cellulo-musculaires infiltrées et réduites par l'inflammation chronique à une sorte d'état lardacé. La substance du fémur, d'une blancheur éclatante, se découvre facilement dans tous les points : hérissée d'une multitude de mamelons osseux, elle est évidemment de nouvelle formation; le travail périostal manque entièrement dans tout le tiers inférieur et postérieur de l'os jusqu'aux condyles, et laisse voir à nu un volumineux séquestre emboîté dans une demi-coque, percée elle-même en avant de deux larges fenêtres. Des tissus lardacés, noirâtres, enveloppaient ce séquestre; plus immédiatement, une membrane mince et noirâtre faisait suite à tout le pourtour de la demi-coque antérieure, qu'elle servait en partie à compléter en arrière. Les fistules extérieures communiquaient directement avec les ouvertures antérieures de la chemise osseuse; celle-ci, plus loin, continuait sans interruption jusqu'à la partie supérieure du fémur. La dissection des parties avoisinant l'articulation coxo-fémorale fait reconnaître deux longs trajets fistuleux, distincts des autres parties lardacées par leur teinte bleue noirâtre ; l'interne venait aboutir à une ouverture à bords noirâtres et ramollis, située sur le bord antérieur du sourcil cotyloïdien, et communiquant avec l'intérieur de l'article. Ces deux trajets correspondaient en outre aux fistules cutanées. En forçant le mouvement d'abduction de la cuisse, on fait sortir par le point déjà indiqué du cotyle une sorte de

moignon osseux , irrégulier , rougeâtre , et ne conservant qu'en arrière une portion de sa surface sphé-
rique , injectée , lisse , mais sans vestige d'incrustation cartilagineuse. Le fond de la cavité cotyloïde ,
en dessus et en dessous de l'échancrure antérieure restée intacte , offre deux dépressions rugueuses , rou-
geâtres et ramollies ; celles-ci réunies en arrière du
sillon de l'échancrure , indiquent par leur forme ar-
rondie qu'elles étaient adhérentes à la calotte fémorale , avant que la rupture de l'ankylose ait été faite
à l'autopsie.

Les cavités splanchniques n'ont pas été ouvertes.

OBSERVATION SEPTIÈME. — *Coxarthrocace rhumatismale, terminée par ankylose ; luxation consécutive apparente ; abduction forcée et forme en équerre du membre avec rotation en dehors ; station impossible par
suite de l'ankylose de tous les articles du membre inférieur opposé.*

Mondon (Antoine) , de Bordeaux, âgé de quatorze
ans , est admis à l'Hôtel-Dieu-Saint-André de Bordeaux le 21 mai 1839, et envoyé aux salles de médecine comme atteint de rhumatismes. A peine âgé de
quatre ans , il s'était fait , à la cuisse gauche , une
fracture dont le traitement avait été confié à l'exécu-
teur des hautes-œuvres. Une ankylose coxo-fémorale
s'ensuivit , et la progression resta difficile, même avec
l'appui d'une canne. Il y a trois mois qu'elle est devenue impossible par suite de douleurs survenues au
genou gauche , et qui se sont maintenant portées au

genou droit. L'articulation coxo-fémorale droite est également le siége de vives souffrances. Elles ont amené, par une rétraction musculaire insensiblement progressive, malgré l'application des vésicatoires, des modifications importantes dans la direction du membre inférieur droit, modifications que le malade attribue à la *fausse position qu'il était obligé* de prendre dans son lit pour alléger ses maux. C'est ainsi que nous constatons, lors de la translation du malade au service des blessés, une abduction du membre tellement exagérée, qu'il se sépare presque à angle droit du tronc. La jambe est fléchie à angle droit sur la cuisse ; il résulte nécessairement de cette direction vicieuse un raccourcissement considérable du membre, qui, porté dans une forte rotation en dehors, repose tout entier sur le côté externe. Le genou est plus élevé que l'autre de quatre travers de doigt, et le talon correspond vers le milieu de la jambe du côté opposé. Les deux épines iliaques antérieures et supérieures sont au même niveau. La partie supérieure de la cuisse paraît très-élargie ; le grand trochanter est situé tout-à-fait en arrière. En tenant le malade couché sur le ventre, on observe, en outre de la forme en équerre du membre, que la fesse n'est séparée de la cuisse par aucun pli et se confond avec elle dans un même plan. Les mouvemens sont impossibles dans l'articulation coxo-fémorale, et se transmettent au bassin, de même que pour l'articulation homologue du côté opposé. Le genou peut agir dans d'étroites limtes.

Cet enfant, d'une constitution robuste en apparence,

ayait la face très-arrondie et rosée, le ventre volumineux, sans bouffissure ni engorgemens ganglionnai-
res. On devait naturellement supposer, d'après la couleur très-blanche de la peau et d'après la teinte blon-
de des cheveux, une forte tendance au vice scrophuleux. Sa position était véritablement déplorable; il
ne pouvait rester que couché dans son lit ou assis sur
une chaise. Voulait-on le placer debout, il ne pouvait
atteindre le sol qu'avec la pointe du pied gauche devenu équin. Or, comment se tenir sur un appui aussi gra-
vement compromis par l'ankylose de toutes les articulations du membre dans le sens d'une forte extension?
Ainsi affligé de deux ankyloses coxo-fémorales, l'in-
fortuné était voué à une immobilité absolue. La forme en équerre du membre inférieur droit rendait impossible l'usage des béquilles.

Il est probable que l'inflammation suscitée dans l'articulation coxo-fémorale droite a été assez faible pour
n'amener, grâce au traitement employé, que l'ankylose. Cette terminaison heureuse l'eût été bien davanta-
ge, si elle se fût établie dans une direction moins gê-
nante. Le malade était dans une position irrémédia-
ble; aussi n'est-il resté dans l'hôpital pendant plusieurs mois que par simple commisération. Si la mé-
thode hardie de M. Louvrier eût dû trouver une application, c'était sans doute dans un cas aussi fâcheux.
Y avait-il eu luxation spontanée, ou simple déplacement dans l'article? La deuxième hypothèse me paraît la plus probable. En effet, la position en arrière
du trochanter et l'abduction forcée du membre s'ex-

pliquent très-bien par une simple rotation de la tête du fémur dans le cotyle. Le peu d'intensité des douleurs, la terminaison prompte par ankylose, ne se concilient guère d'autre part avec l'expulsion spontanée de l'éminence fémorale hors du cotyle, coïncidant ordinairement avec les plus graves désordres.

OBSERVATION HUITIÈME. — *Coxarthrocace terminée par ankylose. — Alongement du membre par suite de l'abaissement de l'os iliaque ; abduction de la cuisse avec légère rotation en dehors. — Complication de nécrose à la jambe du côté opposé.*

Valentin (François), des Eglisottes (Gironde), âgé de seize ans, vacher, est reçu à l'Hôtel-Dieu Saint-André de Bordeaux le 3 septembre 1839. Orphelin depuis quatre ans, placé sous la tutelle d'une tante qui ne pouvait lui donner qu'une nourriture malsaine et insuffisante, exposé souvent à la pluie pendant qu'il était en sueur, il éprouva, il y a dix ans, une douleur à la partie supérieure et interne de la cuisse gauche, augmentant d'intensité à peu près tous les huit jours, et s'exaspérant ordinairement la nuit. Elle s'étendait jusqu'au genou sans dépasser la ligne des condyles. Dès l'invasion du mal, la marche était devenue difficile, et avait rendu indispensable l'usage des béquilles. Il fut bientôt réduit à ne pouvoir quitter son lit. Trois mois s'étaient ainsi écoulés, lorsque le membre inférieur gauche prit la direction vicieuse qu'on lui observe actuellement, par suite, dit le malade, de la fausse position qu'il était obligé de garder sur le côté correspondant. Il n'a fait, pour tout traitement, que des frictions avec le baume Tranquille, qui ne déterminèrent aucun soulagement.

Voici dans quel état le malade s'est présenté à notre observation. Le tronc incliné à gauche forme un angle obtus très-ouvert avec la cuisse. L'épine iliaque gauche est de trois travers de doigt en dessous du niveau de celle du côté opposé. Il en résulte une longueur plus considérable du membre ; le genou et le talon sont en effet situés plus bas que les parties correspondantes du côté opposé, de la même étendue signalée pour la différence de hauteur des deux crètes iliaques. De plus, le membre est tenu invariablement dans une abduction assez grande pour que le talon soit toujours éloigné de l'autre de près de sept pouces.

En retournant le malade sur le ventre, nous observons un effacement du pli de la fesse gauche ; celle-ci est aplatie au lieu d'être convexe. Le bord interne de la cuisse, augmentée de volume à sa partie supérieure, forme, en se confondant avec le bord de la fesse, une ligne oblique jusqu'à l'anus. Le pli de la fesse droite est très-prononcé.

La saillie trochantérienne gauche est placée plus bas et beaucoup plus en arrière que l'autre.

Les mouvemens qu'on fait exécuter à la cuisse se transmettent au bassin, au lieu de se passer dans l'articulation coxo-fémorale.

Lorsqu'on veut maintenir le tronc dans la rectitude naturelle, en mettant de niveau les deux épines iliaques, la cuisse gauche suit le mouvement de l'os iliaque, et devient presque perpendiculaire au bassin. En fléchissant à angle droit le genou qui se trouve relevé au-dessus du plan horizontal du lit, par suite du mode d'ankylose de la cuisse, le talon vient correspondre un peu au-dessous du tiers supérieur de la jambe, du côté opposé, et la forme en équerre de tout le membre rappelle très-bien la position déjà signalée chez Mondon, avec cette différence que chez ce dernier le membre pouvait reposer sur tout son côté externe ; c'est cette différence, dépendante du degré d'abduction et de rotation, qui peut-être lui défendait le decubitus avec inclinaison forcée du bassin.

D'après ces indices, toute thérapeutique devenait inutile ; le malade ne souffrait pas d'ailleurs. Aussi, après avoir pris quelques mois de repos, a-t-il été renvoyé de l'hôpital. Dans sa condition déplorable, il lui est impossible de se servir de béquilles. Ajoutons que la jambe droite est affectée de nécrose. Elle s'est tuméfiée en même temps qu'est survenue la coxarthrocace du côté gauche, et dès ce moment elle a été inhabile à supporter le poids du corps. Elle offre deux fistules qui donnent de temps en temps issue à des esquilles.

OBSERVATION NEUVIÈME. — *Coxarthrocace légère terminée par ankylose. — Apparence de luxation spontanée du fémur ; raccourcissement du membre sans déplacement de la tête du fémur, sans différence de niveau entre les trochanters et avec ascension de la crête iliaque.*

Prioleau (Pierre), de Coutras (Lot-et-Garonne), âgé de trente-deux ans, terrassier, est reçu à l'hôpital

Saint-André de Bordeaux, le 23 septembre 1838, pour une luxation consécutive présumée de l'articulation coxo-fémorale gauche. Plusieurs signes semblent l'indiquer : raccourcissement du membre d'un pouce, indiqué par la hauteur relative des genoux et des talons, ainsi que par l'élévation de niveau du pli de la fesse correspondante, qui est très-aplatie. D'une autre part, il est facile de reconnaître l'ascension de l'os iliaque gauche, dont le tubercule antérieur et supérieur dépasse d'un pouce le niveau de la même éminence du côté opposé, et le tronc est toujours incliné à droite. Par suite de la maigreur extrême de l'individu et de l'absence de tout engorgement des parties molles, on peut très-bien apprécier la saillie fort exagérée du grand trochanter, qui agrandit dans ce point le diamètre transversal de la cuisse. Cette éminence paraît avoir subi un mouvement de rotation en dedans, s'il faut en juger d'après l'inclinaison fort oblique en dedans de la ligne du fémur, qui se dessine à travers les parties molles, et d'après la rotation en dedans du genou, dont la rotule touche le côté interne de la cuisse droite. Il est encore à remarquer que le grand trochanter, malgré le raccourcissement du membre, est situé au même niveau que le trochanter droit, et se trouve plus éloigné que lui d'un pouce de la crête iliaque. Faisant la visite par intérim, je fis constater ces particularités curieuses par feu M. Biett, médecin de l'hôpital Saint-Louis, de passage à Bordeaux. Je noterai enfin que les mouvemens de l'articulation sont impossibles ; toutes les fois que j'ai tenté d'imprimer des mouvemens de flexion à la cuisse, j'ai été forcé de m'arrêter incontinent, par suite des vives douleurs que je provoquais.

Prioleau ne présentait extérieurement de remarquable qu'une peau très-blanche et une maigreur très-prononcée. D'une apathie et d'une ignorance extrêmes, il ne nous a fourni qu'avec beaucoup de difficultés les circonstances commémoratives suivantes. Il y a environ deux ans qu'il fut affecté d'une dysenterie accompagnée de fièvre, de céphalalgie violente qu'il attribua à une mauvaise nourriture, ainsi qu'aux fatigues de son état. Il put quitter le lit au bout de quinze jours de traitement; mais quelques jours après, il vit se tuméfier le pied gauche et le genou droit. Deux mois plus tard, le genou gauche se tuméfia également. Pendant tout ce temps, il exista de la fièvre et de la céphalalgie. On appliqua quatre sangsues sur l'un et l'autre genou, mais sans déterminer du soulagement. Vers cette époque, il s'aperçut pour la première fois que la jambe gauche était plus courte que l'autre ; des douleurs s'étaient déjà manifestées dans la hanche correspondante, sans prédominer sur celles des autres articulations affectées. Quinze jours après, toutes les articulations des membres se trouvèrent affectées à la fois, et l'obligèrent de garder quarante-cinq jours le lit sans goûter le moindre sommeil. Il put enfin se lever au mois de mars 1837, et se livra péniblement pendant l'été à quelques travaux. Obligé de s'aliter de nouveau pendant tout

l'hiver suivant, il n'essaya de marcher qu'au prin-
temps de 1838; mais les membres inférieurs avaient
perdu leur force, et l'usage des béquilles devint
désormais indispensable.

Pendant tout le temps que le malade a vécu à l'hôpital Saint-André, il a gardé constamment le lit, sans
offrir d'autres particularités que celles déjà mentionnées lors des premiers jours de son admission. Il n'a
jamais manifesté la moindre douleur, soit externe,
soit interne, alors que l'on voulait faire mouvoir
l'articulation affectée : aussi la thérapeutique a-t-elle
été presque nulle. Épuisé par une consomption lente
au milieu de cette immobilité physique et morale, il
s'est éteint tout-à-coup le 12 août 1839.

Nécropsie. — Maigreur excessive du cadavre; quelques escharres aux apophyses épineuses des vertèbres
et au sacrum.

La dissection des parties molles amincies et atrophiées de la hanche fait arriver couches par couches,
et sans rencontrer aucune altération, jusqu'à la capsule de l'articulation, qui a son aspect normal et toute
son intégrité, de même que le bourrelet cartilagineux
cotyloïdien. L'incision de la capsule en avant met à
découvert une surface rougeâtre, sèche et rugueuse,
appartenant à la tête du fémur et en partie sortie de la
cavité cotyloïde. Attaquant la capsule en arrière par
une nouvelle incision, je puis cette fois pénétrer et
plonger mes regards dans l'articulation. La cavité cotyloïde, dans le sinus abandonné par la tête du fémur,
ne contient *aucun liquide*; il est impossible de déta-

cher celle-ci , parce qu'elle est *sèche* , fixée à l'acetabulum. Dans un instant où je veux laisser la cuisse
abandonnée à son propre poids , un craquement se
fait entendre : c'est la tête du fémur qui s'est séparée
tout-à-coup de la cavité cotyloïde, en y laissant une
calotte qui lui appartient, et qui est restée adhérente
au fond du cotyle. Ce dernier est fort régulier et d'un
diamètre normal ; seulement , le fond est rougeâtre et
rugueux , et présente trois plaques osseuses laissées par
la rupture de l'ankylose en haut.

Poitrine. — Les poumons paraissent sains au premier aspect, ainsi que la plèvre ; mais , intérieure-
ment , ils sont farcis de myriades de tubercules grisâ-
tres à l'état miliaire, sans cavernes ni aucun foyer de
suppuration. Les deux plèvres sont parsemées d'une
foule de granulations et de plaques arrondies , sail-
lantes , sous-pleurales , et de couleur blanchâtre. Des
granulations de la même nature s'observent sur la
face interne du péricarde, avec quelques plaques sail-
lantes du volume d'un pois.

Abdomen. — Tout le péritoine , avec les replis ,
offre à sa surface une multitude de granulations tu-
berculeuses blanches. La rate est adhérente à la face
interne des côtes par l'intermédiaire de son enve-
loppe , très-épaissie, et contenant des tubercules dans
son épaisseur ; ce viscère lui-même en a plusieurs au
milieu de son parenchyme.

Rachis et os du bassin à l'état normal, sauf l'ascension de l'os iliaque droit. Il est encore à remarquer
qu'il s'est porté un peu en avant, car le tubercule

antérieur et supérieur de l'ilium anticipe de près d'un demi-pouce sur la ligne de la même éminence du côté opposé.

RÉFLEXIONS.

Lorsque le malade se présenta à l'Hôtel-Dieu, l'affection de l'articulation coxo-fémorale était déjà terminée par ankylose ; mais, avec les modifications de longueur et de position survenues dans le membre, il était, jusqu'à un certain point, excusable de se laisser aller, comme le fit l'interne de garde, à l'idée d'une luxation spontanée du fémur. Une analyse sévère devait seule donner la clé du diagnostic ; il avait été assez obscur pour embarrasser beaucoup de praticiens, M. Biett compris, à qui j'avais présenté ce malade. Comment concilier l'égalité de niveau des trochanters avec l'ascension de la crête iliaque gauche et avec le raccourcissement du membre du même côté ? Tout cela paraissait hérissé de contradictions. La nécropsie a révélé une soudure de la tête du fémur dans une position telle, que cette éminence débordait, au tiers, de la cavité cotyloïde, et que le grand trochanter, porté dans la rotation en dedans, se trouvait en même temps abaissé d'un degré exactement proportionné à l'élévation de la crète iliaque, par suite de l'inclinaison exagérée du col fémoral. De cette manière seulement, il est possible de concevoir comment, avec une ascension de la crête iliaque, les deux trochanters se maintiennent de niveau, et comment pourtant cette ascension de l'os des îles doit entraîner en définitive le raccourcissement du membre.

Contre une maladie déjà terminée, tout moyen thérapeutique devenait inutile. Le malade a dépéri insensiblement, sans toux ni douleurs de poitrine. Il ne s'était pas manifesté la moindre dyspnée, malgré l'infarctus tuberculeux des deux poumons.

Il est probable que la nature de la coxarthrocace avait été d'origine purement rhumatismale, s'il faut s'en rapporter à l'absence de toute lésion importante des surfaces articulaires et des parties ligamenteuses. L'affection tuberculeuse, respectant les articles et toutes les régions extérieures du corps, a sévi sur les organes intérieurs d'une manière sourde et fatale.

OBSERVATION DIXIÈME. — *Coxarthrocace manifestée dans le principe sous les apparences d'une nécrose du corps du fémur; luxation spontanée dans les derniers jours de la maladie. — Ostéite tuberculeuse et destruction presque complète de la tête du fémur.*

Barbe, de Lamothe (Gironde), vacher, âgé de treize ans, d'un tempérament lymphatique, avait fait une chute du haut d'un cheval lancé au galop, au mois de décembre 1839. C'était sur le côté gauche, et principalement sur la région trochantérienne, que le coup avait porté. La douleur qui en résulta immédiatement ne fut pas assez forte pour l'empêcher de se relever tout aussitôt, et de courir pour atteindre sa monture. Quinze jours après, un sentiment profond de gêne et d'embarras se manifesta depuis l'articula-

tion coxo-fémorale gauche, jusqu'au tiers moyen et
antérieur de la cuisse ; il y eut impossibilité presque
complète de marcher. Un médecin fut appelé , et or-
donna des cataplasmes , ainsi que l'huile de jusquiame
en friction. Bientôt , une tumeur se forma à la partie
antérieure de la cuisse , à la réunion de son tiers
supérieur avec son tiers moyen. Dure dans le principe , elle se ramollit progressivement , et finit par
s'ouvrir d'elle-même en donnant issue à beaucoup de
pus. Il en résulta un soulagement prononcé et un
peu de facilité dans l'acte de la progression qui , depuis quelque temps , était impossible. L'ouverture de
l'abcès se maintint à l'état fistuleux , en fournissant
une suppuration abondante. Plus tard une douleur
se fit sentir à l'articulation fémoro-tibiale du même
côté, sur laquelle on appliqua sans avantages des sangsues et des cataplasmes. La marche ne fût possible
qu'avec des béquilles ; c'est alors que le malade vint
réclamer des soins à l'hôpital Saint-André, où il fut
reçu le 30 novembre 1840. A cette époque l'individu
avait encore la face rosée et assez d'embonpoint. Il
accusait une douleur au niveau du condyle externe
du fémur, se propageant de ce point jusqu'à la malléole externe. L'ouverture fistuleuse laissait échapper
deux ou trois cuillerées de pus à chaque pansement.
Dans le mois de janvier 1841 , le malade se plai-
gnait souvent d'une douleur fixée au niveau de la
tête du péroné gauche , et s'étendant jusqu'à la malléole correspondante. Cette circonstance de siége
pouvait faire présumer une névralgie sciatique , com-

pliquant la maladie principale. En effet, le malade déclarait souffrir aussi derrière le grand trochanter. On fit appliquer successivement des sangsues derrière le grand trochanter et sur la tête du péroné; mais il n'en résulta aucun soulagement. Pendant ce temps, la fistule fémorale se cicatrisa presque complèiement au fond d'une dépression assez prononcée. Huit jours après, des phlyctènes s'y manifestèrent, et leur rupture amena l'évacuation d'un pus abondant et noirâtre. Le malade n'avait eu d'autre trouble général que deux accès de fièvre intermittente tierce, qui cédèrent à l'administration du sulfate de quinine. Il gardait constamment le lit, la cuisse gauche portée dans une légère flexion, ainsi que le genou. Les mouvemens de l'articulation coxo-fémorale s'exécutaient assez facilement, sauf l'extension, ce qui, joint au défaut absolu de gonflement dans cette partie, semblait devoir écarter l'idée d'une maladie profonde de cette articulation, bien qu'elle eût été soupçonnée dans le principe. En effet, la douleur du genou avait été considérée plusieurs fois comme pouvant appartenir sympathiquement à une maladie de l'articulation coxofémorale, compliquée de nécrose du fémur. Cette dernière altération paraissait incontestable, puisque le malade déclarait avoir vu sortir de petites parcelles d'os par l'ouverture fistuleuse. Pendant le mois de février, aucune amélioration ne survint, malgré la continuation de l'usage des toniques à l'intérieur. Des injections d'eau de Barèges dans la fistule furent prescrites. La suppuration n'en devint que plus abon-

dante et plus fétide. Le malade ne cessait de se plain-
dre d'une vive douleur à la partie supérieure du
fémur ; celle du genou avait un peu diminué.
L'amaigrissement survint, et fit des progrès très-
rapides. Insomnie et plaintes presque continuelles ;
parfois cris aigus ; les forces s'anéantirent. Dans les
premiers jours de mars, la hanche se tuméfia tout-
à-coup, par suite d'une saillie osseuse qui se manifesta ; il devint évident que la tête fémorale
venait de s'échapper de la cavité cotyloïde, et avait
subi une ascension. La fièvre s'alluma pendant trois
jours, et le malade succomba, épuisé par ses vives
souffrances, le 14 mars 1841.

Nécropsie, le 15 mars. — L'aspect du cadavre
montre qu'à part la flexion du genou gauche, il y a
un raccourcissement réel du membre inférieur de ce
côté, avec légère rotation en dedans. Une grande incision cruciale, ayant pour centre l'articulation coxo-
fémorale, met à nu les parties musculaires atrophiées,
pâles, sans aucun vestige d'inflammation. On arrive
de couche en couche, et en dédolant avec précaution,
jusqu'à la capsule articulaire *restée intacte*; on l'incise
en arrière, où elle est soulevée plus que de coutume,
et on découvre la tête du fémur, tellement dégra-
dée, qu'elle se distingue à peine du col : celui-ci est
déformé par l'usure, et constitue avec le corps du fémur une espèce de crochet, appuyant par son extrémité, à surface étroite et plane, sur la partie postérieure du rebord cotyloïdien. Là, celui-ci présentait
pour le loger une empreinte semi-lunaire d'une étroi-

tesse correspondante. La cavité cotyloïde, assez bien
conservée, contenait à l'état libre un lame hémisphé-
rique noirâtre, espèce de calotte amincie abandonnée
par la tète du fémur. La suppuration noirâtre qui
remplissait le cotyle s'était frayé une voie sous la capsule pour décoller le périoste, qu'elle distendait jusque
vers le milieu du fémur, et pour aboutir définitivement
à la fistule, sans offrir pour cortége des tissus indurés.
L'os était simplement dénudé, et avait un aspect
grisàtre. Après l'avoir scié, j'ai vu dans le tissu
médullaire des godets jaunâtres, indices de petits
abcès, ou de petits kystes tuberculeux.

Un foyer purulent remplissait la capsule de l'articulation scapulo-humérale gauche.

RÉFLEXIONS.

La douleur très-vive du genou, condamné à la
demi-flexion, avec absence de tuméfaction et de
tout autre symptôme inflammatoire, avait suffi à elle
seule pour faire supposer dès le principe qu'il s'agissait d'une coxarthrocace ayant pour point de départ
la nécrose présumée du tiers supérieur du fémur.
Cependant, il n'existait pour la confirmation de ce
diagnostic ni douleur dans l'articulation coxo-fémorale, ni tuméfaction dans cette région, ni changement dans la longueur relative du membre. Plus tard,
la douleur s'est montrée derrière le grand trochanter ;
mais, en même temps, celle du genou s'est circonscrite
avec tant de précision et de constance vers la tête du
péroné, pour s'irradier de là jusqu'à la malléole

externe, que l'idée d'une névralgie sciatique devait presque nécessairement venir à l'esprit. L'insuccès des médications dirigées suivant cette hypothèse nous en démontra bientôt la fausseté. Celle de la coxarthrocace ne fut jamais abandonnée, quoiqu'il n'y eût pour la justifier aucun empâtement des parties molles; bien au contraire leur maigreur permettait d'apprécier avec exactitude que tout était à l'état normal, et la gêne des mouvemens était à peine appréciable. Quant à la douleur et à la fistule de la diaphyse, elle pouvait, à la rigueur, appartenir à une nécrose. Toute illusion devint impossible dans les derniers jours de la maladie; la hanche prit subitemement une saillie inaccoutumée, et la luxation de l'os devint tangible. La nécropsie seule nous a révélé comment la tête du fémur ayant été détruite presqu'en totalité, le col a pu s'arrêter sur le rebord du cotyle, comment il a pu opérer ce déplacement sans détruire la capsule articulaire. La conservation de celle-ci et l'absence de toute espèce de phlogose dans les muscles voisins simplement atrophiés, s'observe peu communément avec de tels désordres intra-articulaires. L'existence de foyers tuberculeux dans la substance médullaire du fémur annonce que l'ostéite de la tête fémorale a joué le premier rôle dans la scène pathologique, et si l'on se souvient de la calotte noire, légère, poreuse, lisse à sa surface convexe, qui a été rencontrée à l'état libre dans le cotyle, ne doit-on pas la considérer comme un éclat de la prison osseuse fournie par la périphérie de la tête du fémur

lors de la fonte purulente des tubercules centraux?
D'autres débris avaient cheminé par le trajet sous-
périostal creusé le long du corps du fémur, et s'étaient
fait jour pendant la vie par la fistule. Celle-ci n'était
que l'aboutissant éloigné du foyer articulaire, et
non l'ouverture d'élimination d'une nécrose périphé-
rique du corps du fémur, comme on était naturellement porté à le penser.

OBSERVATION ONZIÈME. — *Lésion organique de l'os
iliaque droit, avec fistule à la partie supérieure de la
cuisse, et flexion de celle-ci ; apparence de coxarthrocace.*

Charles Gontier, âgé de quarante-trois ans, tailleur, se rend à l'hôpital Saint-André le 1ᵉʳ décembre
1840, mais l'on peut dire que c'est pour y terminer
ses jours, tant la faiblesse est grande et la constitution
délabrée. Indifférent à tout, d'une stupidité remarquable, enfoncé habituellement sous les couvertures
de son lit, il ne répond pas même aux questions qu'on
lui adresse, et demande qu'on le laisse tranquillement
succomber. Il ne permet pas de sonder une fistule
qu'il a à la partie supérieure et antérieure de la
cuisse droite, tenue constamment fléchie. Cette fistule, d'un grand diamètre, constitue un large canal
labourant les chairs de bas en haut. La suppuration
qui s'en échappe à chaque pansement est très-abon-
dante. Le malade, épuisé par la diarrhée et par la
suppuration, s'éteint le 20 décembre 1840.

A la nécropsie, nous trouvons, à la partie supé-

rieure et antérieure de la cuisse droite, un large canal
pratiqué au milieu des chairs, et aboutissant à la
base du triangle de la surface pectinée de l'os iliaque
correspondant. En cet endroit de l'os, et un peu plus
en arrière, existe une surface de la largeur d'une
pièce de cinq francs, déchiquetée, verdâtre, comme
rongée, à larges stries, baignée par une suppuration
d'un blanc verdâtre sale. On dirait des lames super-
ficielles de l'os, irrégulièrement soulevées par du pus
fourni aux dépens du diploé. En effet, le stylet s'en-
gage sous les lames précitées, composant le couvercle
interne du méditullium. L'os est ramolli un peu au
loin, surtout du côté du sacrum, en conservant une
couleur verte. Le péritoine a acquis une épaisseur
énorme, au niveau de toute la région altérée, ce qui
a manifestement préservé l'introduction du pus dans
l'abdomen. L'articulation coxo-fémorale est coiffée
par des tissus lardacés, portant les vestiges d'une inflammation chronique. Après qu'elle a été ouverte,
elle offre l'aspect lisse et poli de ses cartilages; elle
est exempte de toute altération.

Observation douzième. — *Lésion organique des os pubiens, avec fistules à la partie supérieure des cuisses,
tenues dans la flexion et l'adduction; apparence de
coxarthrocace. — Désordres remarquables au col de
la vessie, expliquant l'émission volontaire de l'urine
par les fistules.*

Junck (Louis), de Bordeaux, âgé de trente-neuf
ans, tailleur, avait joui d'une bonne santé jusqu'au

mois de janvier 1840. A cette époque ; un petit abcès se forma à la partie supérieure et interne de la cuisse gauche. Le malade n'y fit aucune attention : la peau s'amincit, se perfora ; un décollement s'en-suivit, et plus tard un trajet fistuleux. L'orifice de celui-ci, entouré d'une auréole rouge violacée, après avoir donné pendant quelque temps issue à un pus fétide et floconneux, laissa suinter tout-à-coup un fluide nouveau, que le malade, à son grand étonnement, reconnut être de l'urine. Il n'en continua pas moins ses travaux ; mais bientôt il maigrit et perdit de ses forces. Vers le mois de juin suivant, une nouvelle collection, d'un volume assez considérable, prit nais-sance dans la région iliaque droite de l'abdomen, et suivit la même marche que l'abcès précité ; amin-cissement de la peau, rupture spontanée, décollement et trajet fistuleux. Un mois s'était écoulé, lorsque la partie supérieure et interne de la cuisse droite de-vint le siége, comme à gauche, d'un abcès dont l'ou-verture resta fistuleuse, et laissa bientôt après sourdre de l'urine. L'abcès de la région iliaque, bien que le second pour la date, ne fournit de l'urine que le dernier. Le médecin qui donnait des soins fut singu-lièrement embarrassé pour assigner la cause de ces fistules urinaires ; il ne pouvait l'attribuer à un obs-tacle placé dans le conduit excréteur de la vessie, puisque celui-ci émettait à volonté l'urine à plein jet, et offrait à une sonde volumineuse le trajet le plus facile jusqu'à la vessie : c'est alors qu'il exhorta le malade à venir demander des soins à l'Hôtel-

Dieu Saint-André, où il entra le 3 septembre 1840.
Ce qui frappa d'abord notre attention, fut l'attitude
des membres inférieurs avec la coexistence de trajets
fistuleux au haut des deux cuisses. Celles-ci sont
constamment tenues dans l'adduction et dans la
demi-flexion. Lorsqu'on veut les faire reposer sur
un plan horizontal, on n'y peut parvenir qu'en
faisant basculer en avant le bassin dont la saillie
postérieure est très-prononcée. La contracture des
couturiers et des adducteurs, dont les cordes se dessi-
nent fortement sous la peau, expliquent l'immobilité
des articulations coxo-fémorales. Le trochanter du
côté gauche, fort saillant, déborde la ligne externe de
la cuisse d'une manière bien plus apparente que sur
le membre opposé ; la fesse correspondante est également un peu plus bombée. Le genou gauche est porté,
comme le trochanter, dans une légère rotation en
dedans, d'où il résulte que, rapproché de son con-
génère, il n'en atteint pas tout-à-fait le niveau sur
le plan antérieur. Du reste, les épines iliaques antérieures et supérieures, ainsi que les deux trochanters, sont placés sur une même ligne horizontale.

D'après l'attitude vicieuse et invariable des deux
membres ; d'après l'immobilité des deux articulations, commandée exclusivement ou non par la contraction des muscles voisins ; d'après les douleurs
provoquées lorsqu'on voulait changer les membres de
position ; d'après surtout les fistules que ceux-ci por-
taient au voisinage de l'articulation, quelques praticiens avaient été conduits à soupçonner une coxar-

throcace double. Ces fistules fournissaient à la fois du pus et de l'urine. Le malade éprouvait-il le besoin d'excréter l'urine, il la rendait par trois gros jets à la fois, un par le canal de l'urèthre, un par la partie supérieure de chaque cuisse. Elle ne s'écoulait par la fistule abdominale que par simple suintement.

L'étiologie de ces fistules urinaires, sans coexistence des signes ordinaires d'une maladie antérieure ou concomitante, soit de la vessie, soit du canal de l'urèthre, était assez difficile à établir du premier coup-d'œil. Toutefois, la seule indication consistait à maintenir à demeure, dans l'urèthre, une sonde en gomme élastique d'un gros calibre. Par ce moyen, les fistules fémorales se bornèrent à fournir un peu de suppuration. Le malade semblait satisfait de ce résultat et en espérait l'oblitération, lorsque tout-à-coup, le 12 octobre, il ressentit des douleurs à l'hypogastre, bientôt suivies des symptômes ordinaires d'une péritonite intense, à laquelle il succomba deux jours après, malgré le traitement le plus énergique.

A la nécropsie, nous avons constaté les vestiges ordinaires d'une péritonite récente : injection et pseudo-membranes à la surface et dans les intervalles des circonvolutions intestinales, surtout vers le bassin.

La vessie a sa membrane muqueuse hypertrophiée, ramollie, *érodée dans quelques points voisins de la symphyse pubienne, et servant de départ aux trajets fistuleux des cuisses et de l'abdomen.* Les os composant la symphyse pubienne sont noirs comme de l'encre, ramollis, s'écrasant en esquilles sous la pression des doigts.

Nous avons ainsi reconnu que la carie des os pubiens avait amené l'ulcération de la vessie au voisinage du col, et partant la formation des trajets fistuleux sus mentionnés. Le progrès des désordres qui ont amené la péritonite d'une manière si subitement mortelle, n'a pas permis de bien juger l'état des choses tel qu'il était au col avant l'usage de la sonde à demeure. Nous avons pu bien voir seulement que la prostate était presque intacte, et que la partie supérieure et postérieure du col avait fourni les ruptures. Quant à la position vicieuse des membres et à l'espèce d'ankylose des cuisses, elles avaient été occasionnées par l'habitude des contractions musculaires, dans le but d'éviter des mouvemens et de la douleur dans la région pubienne affectée (1).

(1) Une observation analogue sous plusieurs rapports à la précédente mérite d'être ici mentionnée. Au mois de juin 1839 je fus appelé par Mme la supérieure de l'institut St-Joseph, pour donner mes soins à une des *détenues*, Thérèse C...., âgée de quinze ans, brune, d'une santé robuste en apparence. Elle portait, à la partie supérieure et interne de la cuisse gauche, non loin du pli de l'aine, un phlegmon à base profonde, parfaitement circonscrit, du volume de la moitié d'une orange, et où la fluctuation se faisait déjà sentir. Je pratiquai aussitôt la ponction avec le bistouri; il sortit un pus jaune, dont l'odeur fétide frappa mon attention. Un mois s'écoula sans que la suppuration vînt à tarir. Soupçonnant alors une lésion organique de l'articulation coxo-fémorale, ou de la partie supérieure du fémur, je conseillai la translation de la malade à l'Hôtel-Dieu Saint-André de Bordeaux, où elle fut admise le 2 avril

Observation treizième. — Ostéophyte énorme du trochanter du fémur droit, avec engorgement et trajet fistuleux de la partie supérieure de la cuisse, et immobilité presque complète de l'articulation ; soupçon de coxarthrocace pendant la vie.

Thibaud (Pierre), âgé de quarante-trois ans, tonnelier, est transporté à l'hôpital Saint-André de Bordeaux le 28 novembre 1837 , pour s'y faire traiter d'un gonflement déjà ancien, survenu aux deux tiers supérieurs de la cuisse droite , à la suite d'une chute

---

suivant. Deux mois se passèrent, et la fistule n'avait aucune tendance à se fermer. Le stylet s'engageait assez au loin du côté interne, et sans rencontrer de parties osseuses. Le 15 novembre, la région pubienne se tuméfia et devint douloureuse ; d'abord limitée au mont de Vénus, la collection s'étendit de manière à remplir la grande échancrure antérieure du bassin. Des sangsues et des cataplasmes furent appliqués ; la malade fut mise plusieurs fois dans un bain. Le 23 , fluctuation évidente un peu vers le flanc gauche. Le bistouri, plongé dans ce point, provoqua l'issue d'une matière presque noire, très-fluide, et se rapprochant beaucoup de l'odeur des matières fécales. Dès le même jour , les selles , qui avaient été suspendues depuis deux semaines, reprirent leur régularité. Dans le mois de décembre , la matière fournie par l'abcès a pris la couleur chocolat , puis s'est nuancée de jaune , en même temps que l'odeur fétide a diminué, et que l'empâtement profond qui régnait dans la grande échancrure pelvienne s'est effacée en grande partie. Mais une remarque fort singulière nous a été signalée par la malade : un écoulement purulent se fait jour de temps en temps par la vulve ; à peu de distance en arrière de la grande lèvre gauche existe un pertuis fistuleux qui le fournit. D'après ces données, nous avons conclu à une altération probable de la branche gauche de l'arcade pubienne. Dans la recher-

dans laquelle son cheval s'était abattu sur celle-ci. D'abord, lente dans ses progrès, la tuméfaction acquit à la fois beaucoup d'activité dans son développement et beaucoup de consistance. C'est en vain que les vésicatoires, les moxas, la compression furent successivement employés. Les plaies des moxas se convertirent en trajets fistuleux. Tout mouvement de l'articulation coxo-fémorale devint impossible. Une entérite chronique survint et fit périr le malade.

A la nécropsie, nous rencontrons les parties molles qui entourent au loin l'articulation coxo-fémorale, passées à un état d'induration chronique et comme lardacées. Une énorme stalactite osseuse, prenant sur une base large origine au trochantin et à la moitié interne de la ligne qui l'unit en arrière au trochanter, se dirige en haut, en avant et en dedans, en suivant le

---

che des circonstances commémoratives, nous apprenons que, dix jours avant le développement de l'abcès de la cuisse, une chute avait eu lieu sur le côté gauche du bassin, et avait amené depuis de la claudication pendant la marche. Il y a maintenant seize mois que la jeune malade est à l'hôpital, constamment confinée dans son lit. Les deux ouvertures fémorale et abdominale paraissent à l'état fistuleux, et laissent écouler un pus jaune. Quant à la fistule vaginale, la malade n'a plus senti, de ce côté, aucun suintement, ce qu'on ne peut guère constater, à cause de l'adduction prononcée et invariable de la cuisse gauche. Des mouvemens peuvent encore se passer dans l'articulation coxo-fémorale, mais ils sont très-gênés par la douleur qu'ils provoquent.

A part l'absence du passage de l'urine à travers la fistule, on retrouve ici beaucoup de traits d'analogie avec l'observation de Junck. La vessie a été jusqu'à ce jour heureusement épargnée.

parallélisme du bord interne du col fémoral, et finit
par atteindre dans sa courbe l'os iliaque en dehors et
au dessus du trou sous-pubien. Malgré le voisinage
intime de cette ossification accidentelle avec la capsule
articulaire, malgré leur juxtaposition, je pénètre facilement avec le couteau dans l'article. La tête du
fémur est dégagée, revêtue de son cartilage blanc et
poli; la cavité cotyloïde est également dans les conditions normales. Tout le fémur était parfaitement sain.

Dans le principe, les circonstances commémoratives, la tuméfaction de la partie supérieure de la
cuisse, l'immobilité de l'articulation coxo-fémorale,
l'existence de trajets fistuleux, tout conspirait à la
fois pour l'adoption de l'idée d'une coxarthrocace.
Quel ne fut pas notre étonnement de voir à la nécropsie l'articulation coxo-fémorale parfaitement saine au
milieu de tissus indurés et creusés par des trajets fistuleux! Une périostite avait été le point de départ de
tous les phénomènes pathologiques; une végétation
osseuse avait grandi démesurément au centre des
tissus indurés, et expliquait à elle seule la difficulté
extrême de tous les mouvemens. La flexion, l'adduction étaient également empêchées; ou du moins considérablement gênées par le contact de l'ostéophyte
avec la branche horizontale du pubis.

Il suffit de jeter un coup-d'œil rétrospectif sur les
observations déjà exposées, pour reconnaître la vérité
de cette proposition fondamentale, et désormais à l'a-

bri de toute contestation, qu'il y a pour l'articulation ilio-fémorale une série d'affections morbides se terminant d'ordinaire, mais non pas d'une manière nécessaire, par la luxation spontanée du fémur. Une difficulté plus réelle consiste à déterminer la signification d'un engorgement, d'une tuméfaction persistante de l'article, par rapport à la nature de la lésion et à l'espèce de tissu primitivement envahi. Ce problème est le plus important à résoudre, parce que de lui dépend l'application réalisable des moyens thérapeutiques spéciaux; il exige un travail analytique à la fois sévère et judicieux. Je ne range qu'en seconde ligne l'appréciation de l'étendue des désordres survenus, du degré de diduction de la tête du fémur, du sens dans lequel elle tend à opérer ou a déjà subi un déplacement. Cette appréciation, pour laquelle serviront d'instrumens les attitudes, les modifications de longueur et de direction du membre, sera surtout avantageuse lorsque la luxation n'est encore qu'imminente, et peut accepter l'intervention des moyens orthopédiques agissant comme auxiliaires des agens thérapeutiques généraux.

L'arthrite chronique ne se maintenant et ne s'aggravant d'habitude que par la dépendance du principe rhumatismal ou scrophuleux, il est du plus haut intérêt pour le diagnostic de savoir quels sont les tissus sur lesquels chacun de ces principes sévit de préférence, et quels sont les symptômes correspondans aux lésions de ces tissus. Sur le premier point, l'observation clinique et l'anatomie pathologique ont enseigné que les *parties molles* sont primitivement affectées sous l'influence rhumatismale, tandis que le vice scrophuleux se porte tout d'abord de préférence sur les *parties dures*. On s'est demandé encore, pour ce qui concerne l'influence rhumatismale, si c'était le système musculaire, fibreux ou synovial qui était principalement ou exclusivement affecté d'emblée. Si l'on en juge d'après ce qui se passe pour le genou, et autres articulations où les modifications de la synoviale sont plus accessibles à l'exploration des sens, il est impossible de ne pas admettre que dans l'immense majorité des cas l'inflammation de cette membrane joue le rôle le plus important. Je dirai plus : lors même que les tissus fibreux et cellulaire ont été envahis de concert avec la synoviale, c'est la maladie de la synoviale qui a précédé et qui domine. MM. Brodie et Cruveilhier donnent à cette assertion l'appui de leur autorité. Il est fâcheux que pour l'articulation ilio-fémorale la membrane synoviale soit tellement enfouie sous l'épaisseur des muscles, que l'on ne puisse constater pour elle les supersécrétious de synovie si fréquemment comprises dans l'appareil morbide des élémens fibreux ambians. Aussi ne doit-on pas s'étonner que Boyer dise n'avoir jamais observé l'hydropisie de l'articulation ilio-fémorale, très-bien admise pourtant par J.-L. Petit, qui expliquait par elle la luxation consécutive du fémur. Comment refuser à cette membrane exhalante, douée d'une sensibilité si exquise, toute participation aux vives douleurs ressenties dans l'article au début de la phlogose rhumatismale? Les ankiloses membraneuses par lesquelles celle-ci se termine assez fréquemment ne paraîtront-elles pas d'ailleurs une démonstration assez évidente? — Dans l'arthrite de nature scrophuleuse, la maladie commence par les extrémités osseuses, par l'organe médullaire selon Rust, par les *cartilages* selon Brodie. Assez souvent, en effet, les cartilages, au lieu d'être altérés consécutivement aux autres tissus environnans, sont le point de départ de la coxarthrocace. Ainsi, on a vu des cas de destruction complète des cartilages quand les autres tissus étaient à peine altérés. Cette chondrite articulaire ne se manifeste d'ordinaire qu'à la suite d'une contusion éprouvée par les cartilages (chute sur la plante des pieds, etc.).

Voyons maintenant quels sont les symptômes qui pourront nous faire discerner la coxarthrocace dite rhumatismale de celle qui est de nature scrophuleuse.

La coxarthrocace rhumatismale ne saurait guère être méconnaissable dans les cas où d'autres articulations viennent d'être simultanément ou successivement attaquées avec le cortége des symptômes propres au *génie rhumatismal*. Elle n'est pas moins évidente lorsque l'articulation ilio-fémorale est seule envahie à la suite d'une contusion, d'une distension des parties composantes internes ou externes, ou après l'action d'un froid humide, si les caractères suivans se manifestent. La douleur est généralement vive dès le début, diffuse, et augmente par la pression. Les tissus musculaires et fibreux étant, de même que la synoviale, spécialement affectés, on conçoit facilement que la douleur soit étendue à l'intérieur, à la périphérie, et même au-dessus et au-dessous de l'article, en suivant fréquemment la direction des tendons. La tuméfaction, par suite du caractère de diffusion déjà indiqué, envahit toute l'articulation d'une manière égale et uniforme, offre partout la même rénitence.

La coxarthrocace scrophuleuse se traduit d'elle-même aux yeux les moins exercés, quand l'individu est d'un tempérament lymphatique, porteur de ganglionites ou de cicatrices d'origine non douteuse, lorsque surtout d'autres articulations ont été envahies et ont parcouru les périodes caractéristiques de l'arthrite strumeuse dont voici les principaux traits. La douleur qui ouvre la scène morbide, et précède plus ou moins long-temps les autres phénomènes pathologiques est d'ordinaire peu intense, sourde, réduite fréquemment à un sentiment de gêne ; elle est de plus profonde, fixe et circonscrite. Elle peut s'accroître à un haut degré par le mouvement brusque ou le froissement des surfaces articulaires, mais ne paraît pas augmenter par la pression des parties molles environnantes. La tuméfaction se déclare souvent sur un point déterminé de l'articulation, mais elle peut également envahir tout l'article. Le premier cas se rencontre surtout dans les articulations guiglymoïdales, où les extrémités ossseues des éminences sont facilement accessibles au toucher et susceptibles de s'affécter isolément ; le second cas semble nécessairement dévolu aux articulations orbiculaires, à la coxarthrocace, par exemple, pour des raisons inverses. La tuméfaction a encore cela de remarquable, qu'elle est molle, élastique, et peut donner la fausse idée d'une collection liquide. Les tégumens sont pâles, lisses, parsemés de veines variqueuses.

Les symptômes attribués à l'espèce de coxarthrocace qui débute par les *cartilages*, sont la lenteur et le peu d'intensité des phénomènes morbides si bien explicables par la vitalité obscure de ces organes de revètement. La douleur, faible dans le principe, ne devient vive qu'au bout d'un temps assez long; elle est fixe, s'exaspère au plus léger mouvement, paraît et se dissipe à diverses reprises, pour se fixer définitivement. L'engorgement ne survient que tard, et est le témoignage d'une collection purulente.

Tels sont les symptômes différentiels qui, *dès l'origine du mal*, peuvent éclairer sur sa nature; mais ils ne sont pas toujours aussi tranchés : quelquefois ils manquent en partie ou revêtent une autre forme. Ainsi la douleur que nous avons dite obscure au début, dans la coxarthrocace scrophuleuse, offre dans quelques cas une grande intensité due à l'idiosyncrasie du système nerveux. Il arrivera même encore, pour compliquer le problème du diagnostic, que le sujet sera affecté simultanément de scrophule et de rhumatisme. A la sagacité de l'observateur appartiendra le soin d'apprécier ces variétés.

Un phénomène remarquable, fort souvent cité et non moins souvent oublié par les praticiens peu expérimentés, c'est l'existence d'une douleur au genou plus vive que celle dont l'articulation ilio-fémorale est affectée. De nombreuses questions adressées aux malades m'ont appris que dans l'espèce rhumatismale la douleur était transmise au genou par les tendons des muscles qui, partis du bassin ou du fémur, vont s'implanter au genou. Ils indiquaient constamment, avec la précision d'un anatomiste, ou bien les tendons formant la patte d'oie sur le tibia, ou la corde tendineuse du troisième adducteur. Dans l'espèce scrophuleuse, c'était plutôt par l'organe médullaire que la douleur momentanée ou persistante était propagée par continuité ou par sympathie à l'articulation du genou; le patient ne manquait jamais de circonscrire toute la douleur aux condyles du fémur, de même qu'il désignait exclusivement la mortaise tibiale du coude-pied, si le genou était frappé d'arthrocace. Enfin, dans d'autres circonstances, l'irradiation de la douleur aux parties inférieures suivait la direction des cordons nerveux, depuis le grand trochanter jusqu'à la malléole externe, et se rattachait évidemment à une névrose.

Il résulte de ce qui précède que, même dans la première période de la coxarthrocace, il existe des motifs de doute et d'erreur pour le diagnostic, si on n'y apporte le plus sévère examen. Ils seront nécessairement plus nombreux encore aux périodes plus avancées de la maladie.

L'engorgement, s'il est rhumatismal, perd avec la chronicité ses caractères distinctifs, tandis que s'il est scrophuleux il acquiert parfois un degré insolite d'activité inflammatoire. De là, enchevétrement, confusion ou interversion des phénomènes spéciaux , ou plutôt dès ce moment la coxarthrocace n'a plus qu'un seul caractère : celui d'une inflammation lente qui mine et dévore sourdement les tissus , en créant bientôt des collections purulentes et des ouvertures fistuleuses. L'anatomie pathologique elle-même a décliné , sinon sa compétence , du moins sa suffisance actuelle pour arriver alors à la solution de ce problème : à telle série de symptômes coïncide tel tissu altéré et tel degré de lésion de ce tissu. Comment en effet dans une tumeur ramollie et réduite à une sorte de bourbier, distinguer l'affection primitive de l'affection secondaire , si la maladie a marché du dedans au dehors ou en sens inverse ? Tout rapport de causalité n'est-il pas devenu insaisissable ?

Un phénomène auquel se rattachent des considérations majeures de diagnostic ne doit pas être ici passé sous silence : je veux parler de la *luxation spontanée* du fémur. Il est toutefois regrettable que la dénomination de luxation spontanée du fémur, remplaçant pour quelques auteurs celle de coxarthrocace, ait eu le grand inconvénient de diriger l'attention d'une manière trop exclusive sur un simple accident de la maladie produit par l'altération des rapports de configuration entre les surfaces articulaires. Il en est résulté, par exemple, que des rhumatismes chroniques de la hanche ont été négligés ou méconnus dans leur funeste portée jusqu'au moment où apparaissait l'exarticulation , époque presque toujours tardive pour l'application heureuse des ressources de la thérapeutique.

Diverses opinions ont régné sur le mécanisme par lequel s'opère la luxation spontanée du fémur ; les uns l'ont attribuée à l'accumulation avec épaississement du fluide synovial, les autres au gonflement inflammatoire des prétendues glandes synoviales ; on a invoqué aussi l'augmentation d'épaisseur des cartilages articulaires , et Rust n'a eu en vue que l'inflammation centrale de la tête de l'os augmentée de volume. Nous n'avons pas à discuter ici la valeur de pareilles hypothèses. Nous confinant au seul point de vue du diagnostic , nous rechercherons s'il y a des signes indicateurs de l'imminence de la luxation , et si parmi ceux de la luxation confirmée il n'en existe pas de fallacieux.

On pourra d'abord avoir des données sur l'époque présumable de l'exarticulation , suivant l'espèce de coxarthrocace. Dans l'espèce rhumatismale , l'inflammation ayant débuté par la synoviale ou par les liens fibreux articulaires pour se propager aux cartilages et aux os , les symptômes de l'arthrite chronique ou de la synovite auront généralement une assez longue priorité de date sur l'alongement du membre , premier indice du déplacement des surfaces articulaires. S'il s'agit au contraire de l'espèce scrophuleuse , l'élongation du membre précédera plus ou moins longtemps les symptômes de synovite et d'arthrite , puisque les os et les cartilages auront été les premiers attaqués.

Toutefois il ne faut pas attacher trop d'importance à l'excès de longueur du membre , comme signe précurseur de la luxation spontanée. Ainsi, que le cotyle soit détruit par la carie ou par des tubercules , ou bien que la tête du fémur ait subi elle seule cette destruction , dans le premier cas la tête du fémur remontera vers la crète iliaque sans alongement préalable; dans le second, ce sera simplement une partie du col qui s'enfoncera dans le cotyle.

L'élongation du membre considérée comme élément de diagnostic pour annoncer la luxation spontanée du fémur, est loin d'égaler en valeur les inductions tirées de *l'attitude* du membre correspondant à la coxarthrocace.

Le plus ordinairement, pour éviter la douleur, les malades , en même temps qu'ils se couchent de préférence sur le côté sain, portent la cuisse du côté affecté dans la flexion combinée avec l'adduction et la rotation en dedans. Dès-lors distension de la capsule fibreuse et de la membrane synoviale à leur partie supérieure et externe, distension croissante par l'effet de la sortie progressive de la tête du fémur, qui appuie contre elles. Enfin vient un moment où ces tuniques , usées, ramollies, cédant à l'effort mécanique de l'éminence osseuse, la luxation *en haut et en dehors* ne peut manquer de se produire. De l'aveu de tous les praticiens , ce genre de luxation spontanée est le plus commun.

Dans d'autres circonstances , c'est dans un sens opposé que se porte le fémur, c'est-à-dire dans la flexion

combinée avec l'abduction et la rotation en dehors.
Pour cela, il faut que le malade trouve plus de soulagement dans le décubitus sur le côté affecté. Il y
a incessamment en cette position du membre distension des capsules fibreuse et synoviale à leur partie
interne, et menace incessante de luxation spontanée
sur le trou obturateur, ou sur le pubis (*luxations en
dedans, et en bas ou en haut*).

Il peut arriver encore que la cuisse conservant sa
rectitude ne tend à se porter ni dans la rotation en
dedans, ce qui aménerait la luxation en haut et en
dehors, ni dans la rotation en dehors, d'où résulte-
raient aussi les luxations en dedans. Avec l'hypothèse
de cette rectitude complète du membre, on conçoit
l'impossibilité d'un déplacement consécutif, puisque
les ligamens ne sont pas plus sollicités dans un sens
que dans un autre, par la tête du fémur exactement
emboîtée dans son réceptacle. Sa sortie ne serait mo-
tivée désormais que par l'érosion d'une partie du
sourcil cotyloïdien. Il n'est pas nécessaire que cette
érosion soit portée à un haut degré.

Les inductions tirées des attitudes par rapport à
l'appréciation du déplacement de la tête du fémur
conduisent quelquefois à des méprises contre lesquelles il est bon de se prémunir.

Ainsi le membre peut se porter dans l'abduction,
ou dans l'adduction la plus outrée, sans qu'il y ait
néanmoins une luxation correspondante à ces attitudes. Ici l'absence de l'exarticulation provient à la fois
de l'agrandissement de la cavité cotyloïde et de la

réduction de volume de la tête du fémur, sous l'influence de l'usure occasionnée par des frottemens réciproques. L'éminence osseuse, agissant comme une lime plus ou moins sphéroïde, se promène en tous les sens dans une cavité qu'elle agrandit sans cesse, en même temps qu'elle se rapetisse elle-même de plus en plus. Un champ libre est alors donné aux inclinaisons les plus étendues et les plus variées du membre, et partant aux attitudes que le malade lui donnera de préférence pour éviter la douleur. (Voyez les observations cinquième et sixième.) Supposons que cette attitude soit l'abduction ou l'adduction, portée à un grand degré d'exagération, le bénéfice ordinaire de l'ankylose, si elle a lieu, sera considérablement diminué par la perte des fonctions du membre, ou même par l'impossibilité de la station, comme nous l'avons vu chez les sujets des observations septième et huitième.

A côté des faits précédens, où l'exarticulation devient impossible par l'excès même de la dégradation des surfaces articulaires, on doit placer ceux où le même phénomène rencontre un obstacle dans les produits de nouvelle formation créés à côté du travail de démolition. Pendant que d'une part l'ostéite continue ses progrès destructeurs, il surgit d'autre part, sur des points privilégiés, une sorte d'extravasation osseuse ou des jetées stalactiformes, opposant aux conditions habituelles de la luxation une soudure partielle des surfaces articulaires. (Observation quatrième.)

Ce qui vient d'être exposé à l'égard de l'élongation

et des attitudes du membre considérées comme élémens de diagnostic pour l'exarticulation , nous conduit à apprécier également la valeur d'un troisième
signe indicateur : je veux parler du *raccourcissement
du membre.*

Ce serait une erreur de considérer toujours ce raccourcissement comme l'indice de l'accomplissement de
la luxation spontanée du fémur. Ainsi, qu'il y ait
destruction de la tête du fémur , le moignon du col
s'enfoncera dans la cavité cotyloïde, et il y aura raccourcissement sans luxation. Que le membre soit
atrophié par suite d'un repos très-prolongé , le fémur
diminuant alors , non seulement d'épaisseur, mais
encore de longueur, on aurait tort de conclure à une
luxation : on évitera l'illusion en mesurant du grand
trochanter au condyle externe.

On n'aura encore des données bien positives pour
la réalité du raccourcissement comme de l'élongation
du membre, que lorsqu'on aura acquis la certitude de
la non-participation du bassin à ces variations appa-
rentes. Or, un des côtés du bassin peut s'élever ou
s'abaisser sous l'influence de deux causes : 1° l'affection d'une articulation ilio-sacrée ; 2° l'action des
muscles qui agissent sur la ceinture pelvienne.

Boyer a décrit avec sa précision accoutumée, dans
son chapitre sur l'écartement des os du bassin , les
caractères de la sacro-coxarthrocace, maladie désignée
par Hahn sous le nom de sacro-coxalgie. Douleur
fixe, permanente ou passagère, à la région de l'une
des symphyses ilio-sacrées, avec ou sans engorgement

de cette région , alongement ou raccourcissement pas-
sager ou permanent du membre inférieur correspondant , ou alternative de l'allongement et du raccourcissement de ce membre , *la crête iliaque répondant
par son abaissement ou par son élévation à cette différence de la longueur respective des deux membres, mais
conservant toujours ses rapports naturels avec le trochanter.*

On comprend toute l'importance de ces derniers
caractères pour établir un diagnostic rigoureux , dans
les cas surtout où il y a simultanément lésion organique de l'articulation ilio-sacrée et de l'articulation
ilio-fémorale , ce qui n'est pas sans exemple. (Voyez
l'observation recueillie par L'Héritier et publiée dans
le journal de Fourcroy.)

Quant à l'action prépondérante des muscles fixés
à la partie supérieure ou inférieure du bassin comme
pouvant amener l'élévation ou l'abaissement de celui-
ci , nous pourrions mentionner quelques faits où des
douleurs vives à une région iliaque , coïncidant avec
un raccourcissement du membre correspondant, avaient
fait d'abord naître l'idée d'une luxation spontanée du
fémur. Plus tard, on l'avait judicieusement abandonnée , par la raison que l'épine iliaque antérieure et
supérieure du côté des douleurs était plus élevée que
celle du côté opposé , dans un degré proportionnel à
celui du raccourcissement , tandis qu'elle avait conservé ses rapports naturels avec le trochanter. Il s'a-
gissait tout simplement d'une inflammation rhumatismale des muscles abdominaux s'insérant à une crête

iliaque : ces muscles irrités cherchaient à rapprocher leurs points d'insertion pour diminuer la douleur, et soulevaient par conséquent le côté du bassin et le membre correspondant. L'inflammation des muscles fixés à la partie inférieure du bassin donnerait lieu à des phénomènes inverses.

Le praticien ne doit pas se contenter de soumettre à une rigoureuse analyse les divers signes diagnostics que nous venons de passer en revue ; il doit encore s'informer si la coxarthrocace n'est pas liée d'une manière secondaire à une lésion d'organes plus ou moins éloignés, comme on en a vu des exemples. Sanson raconte que, chez un jeune homme, le pus d'un abcès par congestion sortit par l'échancrure sciatique, pénétra dans l'articulation ilio-fémorale, dont on trouva les surfaces noires, dénudées, comme corrodées. Toutefois, dit-il, la synoviale et les cartilages avaient été les premiers soumis à l'action irritante du pus. J'ai été témoin d'un fait non moins curieux. Au mois de juillet 1840, un jeune vigneron fut envoyé des salles de M. Pereyra à une salle des blessés de l'hôpital Saint-André de Bordeaux, et offrit les particularités suivantes : à la partie supérieure de la région crurale droite (triangle de Scarpa), existait une tumeur indolente, compressible, variant fréquemment de volume, et faisant entendre à la pression *une crépitation gazeuse ;* on la rendait toujours saillante si l'on comprimait le flanc droit, et on refoulait aisément le liquide vers cette région si la pression s'exerçait sur la région crurale. En même temps il y avait de la douleur et de la gêne dans les mouvemens de l'articulation ilio-fémorale. Trois ou quatre fois par jour, le malade rendait par l'anus cinq ou six cuillerées de pus jaune et bien lié , sans matières hétérogènes. Les mêmes symptômes persis-tèrent ; seulement , l'avant-veille de la mort , qu'ac-céléra une diarrhée colliquative , une tumeur avec fluctuation d'un liquide mêlé à des gaz s'était ma-nifestée à la région ischiatique droite. Une incision avait été pratiquée , et avait donné issue à du pus. A la nécropsie , je trouvai une collection purulente , formée dans l'épaisseur du muscle psoas droit ; de là , le pus s'était frayé un chemin sous le muscle iliaque , avait fusé sous le péritoine , dans le petit bassin ; pour s'aboucher dans le rectum par une ouverture placée un peu au-dessus du sphyncter. Le pus s'était en outre créé plusieurs autres issues : 1° sous l'arcade crurale , pour former collection en haut de la cuisse ; 2° à travers la membrane obturatrice , ramollie et perforée ; 3°, par la grande échancrure sciatique ; 4° enfin , dans l'articulation ilio-fémorale , par le fond corrodé de la cavité cotyloïde. La perforation du rec-tum , très-près du sphyncter, explique la crépitation gazeuse observée pendant la vie dans les collections purulentes , et l'excrétion fréquente du pus par l'anus sans mélange de matières fécales. Tous les muscles environnant l'articulation coxo-fémorale étaient ra-mollis et baignés par le pus.

Le praticien devra être également averti que dans bien des circonstances , par voie de propagation de

l'engorgement, c'est une lésion organique de l'os iliaque ou du pubis qui crée des collections purulentes
et des fistules aux environs de l'articulation ilio-
fémorale, avec gêne dans les mouvemens, de manière à faire supposer une coxarthrocace, si on n'a
pas assisté aux débuts des phénomènes morbides, ou
si l'on est privé de renseignemens exacts. (Voyez les
observations onzième et douzième.)

Enfin, on prendra soin de ne pas confondre avec
la coxarthrocace d'autres maladies de l'article produi-
sant des symptômes analogues ou même identiques,
tels qu'engorgement, abcès, fistules, exarticulation.
Il n'est pas rare, en effet, de voir des nécroses, des
périostites périarticulaires (observation treizième),
des tumeurs hydatides, des cancers profonds, etc.,
revêtir les formes de la coxarthrocace. Il n'est pas
jusqu'à la luxation congénitale du fémur et à la luxation traumatique ancienne (observation deuxième),
qui n'aient donné matière à des méprises.

9 782019 170721